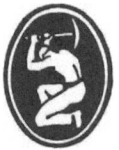

Deutsche Gesellschaft für Katastrophenmedizin e.V.

Geschäftsstelle:
Prof. Dr. K. Peter
Dr. R. Kirchhoff
Institut für Anästhesiologie
der Ludwig-Maximilians-Universität
Klinikum Großhadern
Marchioninistraße 15
D-8000 München 70

Katastrophenmedizin

1. Tagung der Deutschen Gesellschaft
für Katastrophenmedizin e.V.
in München am 1. und 2. Juli 1982

Herausgegeben von
K. Peter, G. Heberer, E. Rebentisch,
H.-J. Linde und R. Kirchhoff

Mit 32 Tabellen

J. F. Bergmann Verlag München 1984

Prof. Dr. K. Peter
Direktor des Instituts für Anästhesiologie, Ludwig-
Maximilians-Universität München, Klinikum Großhadern,
Marchioninistr. 15, D-8000 München 70

Prof. Dr. G. Heberer
Direktor der Chirurgischen Klinik, Ludwig-Maximilians-
Universität München, Klinikum Großhadern,
Marchioninistr. 15, D-8000 München 70

Prof. Dr. E. Rebentisch
Ganghoferstr. 4, D-8024 Deisenhofen

Dr. H.-J. Linde
Inspekteur des Sanitäts- und Gesundheitswesens,
Bundesministerium der Verteidigung, D-5300 Bonn

Dr. R. Kirchhoff
Radiologische Klinik und Poliklinik, Ludwig-Maximilians-
Universität München, Klinikum Großhadern,
Marchioninistr. 15, D-8000 München 70

ISBN-13: 978-3-8070-0338-2   e-ISBN-13: 978-3-642-80505-9
DOI: 10.1007/ 978-3-642-80505-9

CIP-Kurztitelaufnahme der Deutschen Bibliothek
Katastrophenmedizin : Tagung d. Dt. Ges. für Katastrophenmedizin e.V. – München : J. F. Bergmann
1. In München am 1. und 2. Juli 1982. – 1984.
ISBN 3-8070-0338-X (Bergmann)
ISBN 0-387-00338-X (Springer, New York...)
NE: Deutsche Gesellschaft für Katastrophenmedizin

Das Werk ist urheberrechtlich geschützt. Die dadurch begründeten Rechte, insbesondere die der Übersetzung, des Nachdrucks, der Entnahme von Abbildungen, der Funksendung, die Wiedergabe auf photomechanischem oder ähnlichem Wege und der Speicherung in Datenverarbeitungsanlagen, bleiben, auch bei nur auszugsweiser Verwertung, vorbehalten.

Die Vergütungsansprüche des § 54, Abs. 2 UrhG werden durch die „Verwertungsgesellschaft Wort", München, wahrgenommen.

© J. F. Bergmann Verlag, München 1984

Die Wiedergabe von Gebrauchsnamen, Handelsnamen, Warenbezeichnungen usw. in diesem Werk berechtigt auch ohne besondere Kennzeichnung nicht zu der Annahme, daß solche Namen im Sinne der Warenzeichen- und Markenschutz-Gesetzgebung als frei zu betrachten wären und daher von jedermann benutzt werden dürften.

Produkthaftung: Für Angaben über Dosierungsanweisungen und Applikationsformen kann vom Verlag keine Gewähr übernommen werden. Derartige Angaben müssen vom jeweiligen Anwender im Einzelfall anhand anderer Literaturstellen auf ihre Richtigkeit überprüft werden.

Satz: Daten- und Lichtsatz-Service, Würzburg
Druck und Einband: Graphischer Betrieb, Konrad Triltsch, Würzburg
2329/3321-543210

Inhalt

Verzeichnis der Referenten und Vorsitzenden . . . VII

Vorwort XI

1 Die Katastrophe – Vorkommen, Arten, Häufigkeit, Folgen (E. Rebentisch) 1

2 Wesen und organisatorische Grundlagen der Katastrophenmedizin (H. Zöllick) 9

3 Der Katastrophenschutz und zivile Bevölkerungsschutz in der Bundesrepublik Deutschland – heute (K.-L. Haedge) 15

4 Der medizinische Katastrophenschutz in der Schweiz (J. L. Bircher) 21

5 Verantwortung des Arztes im Katastrophenschutz (K. Vilmar) 27

6 Juristische Aspekte zur Katastrophenmedizin (W. Weissauer) 33

7 Massenanfall – Sichtung (G. Heberer, L. Sunder-Plassmann) 41

8 Die Versorgung von Schädelhirnverletzungen im Katastrophenfall (F. Marguth, W. R. Lanksch) 51

9 Organisation der medizinischen Katastrophenhilfe (F. W. Ahnefeld) 57

10 Krankenhaus – Katastrophenplanung (G. Feifel, E. Martin) 63

11 Militärische Hilfsquellen zur Bekämpfung einer Katastrophe im Frieden (H.-J. Linde) 71

12	Erstmaßnahmen am Katastrophenort – Sicherstellung der Vitalfunktionen (R. Janik, K. Stossek)	77
13	Schmerzbehandlung und Anästhesie im Katastrophenfall (P. Sefrin, G. Sprotte, D. Blumenberg)	81
14	Chirurgische Erstmaßnahmen bei Katastrophen (E. Ungeheuer)	91
15	Sauerstofftransportierende Lösungen als Blutersatzmittel (F. Jesch)	99
16	The Three Mile Island (TMI) Accident (G. K. MacLeod)	105
17	Massenanfall von Strahlengeschädigten – Medizinische Einsatzplanung (R. Kirchhoff)	113
18	Verhalten und Verhaltensstörungen in Katastrophen (H. Hippius)	119
19	Ethik ärztlichen Handelns in der Katastrophe (F. Böckle)	127
20	Ernährungsprobleme im Katastrophenfall (H. J. Holtmeier)	135
21	Epidemien bei Katastrophen – Prävention und Seuchenbekämpfung (J. Beckert)	157
22	Katastrophen durch Industrie und Umweltgifte (D. Henschler)	165

Verzeichnis der Referenten und Vorsitzenden

Ahnefeld, F. W. Prof. Dr., Zentrum für Interdisziplinäre Medizinische Einheiten, Department für Anästhesiologie, Universität Ulm, Steinhövelstr. 9, D-7900 Ulm/Donau

Beckert, J. Prof. Dr., Institut für Hygiene der Med. Hochschule Lübeck, Ratzeburger Allee 160, D-2400 Lübeck

Bircher, J. L. Priv.-Doz. Dr., Bundesamt für Zivilschutz, CH-3000 Bern

Blumenberg, D. Dr., Institut für Anästhesiologie der Universität Würzburg, Josef-Schneider-Str. 2, D-8700 Würzburg

Böckle, F. Prof. Dr., Moraltheologisches Seminar a. d. Universität Bonn, Regina-Pacis-Weg 1 A, D-5300 Bonn 1

Buchborn, E. Prof. Dr., Medizinische Klinik Innenstadt Ludwig-Maximilians-Universität München, Ziemssenstr. 1, D-8000 München 2

Feifel, G. Prof. Dr., Chirurgische Klinik der Universität des Saarlandes, D-6650 Homburg/Saar

Goerke, H. Prof. Dr. Dr., Ärztliche Direktion Klinikum Großhadern, Ludwig-Maximilians-Universität München, Marchioninistr. 15, D-8000 München 70

Haedge, K.-L. Abteilungspräsident im Bundesamt für Zivilschutz, Deutschherrenstr. 93–95, Postfach 20 08 50, D-5300 Bonn 2

Heberer, G. Prof. Dr., Chirurgische Klinik, Ludwig-Maximilians-Universität München, Klinikum Großhadern, Marchioninistr. 15, D-8000 München 70

Henschler, D. Prof. Dr., Institut für Pharmakologie u. Toxikologie der Universität Würzburg, Frankenstr. 53, D-8700 Würzburg

Hippius, H. Prof. Dr., Psychiatrische Klinik und Poliklinik der Ludwig-Maximilians-Universität München, Nußbaumstr. 7, D-8000 München 2

Holtmeier, H. J. Prof. Dr., Ernährungsphysiologie der Universität Hohenheim, Fruwirthstr. 31, D-7000 Stuttgart 70

Janik, R. Dr., Institut für Anästhesiologie, Klinikum der Johannes Gutenberg-Universität Mainz, Langenbeckstr. 1, D-6500 Mainz

Jesch, F. Priv.-Doz. Dr., Institut für Anästhesiologie, Ludwig-Maximilians-Universität München, Klinikum Großhadern, Marchioninistr. 15, D-8000 München 70

Kemper, S. Prof. Dr., Institut für Pharmakologie u. Toxikologie der Universität Münster, Hohenholter Str. 87, D-4400 Münster

Kirchhoff, R. Dr., Radiologische Klinik und Poliklinik, Ludwig-Maximilians-Universität München, Klinikum Großhadern, Marchioninistr. 15, D-8000 München 70

Kolb, P. W. Dr., Bundesamt für Zivilschutz, Deutschherrenstr. 93, D-5300 Bonn/Bad Godesberg

Koslowski, L. Prof. Dr., Chirurgische Klinik, Eberhard-Karls-Universität Tübingen, Calwer Str. 7, D-7400 Tübingen

Lanksch, W. R. Priv.-Doz. Dr., Neurochirurgische Klinik der Ludwig-Maximilians-Universität München, Klinikum Großhadern, Marchioninistr. 15, D-8000 München 70

Linde, H.-J. Dr., Bundesministerium der Verteidigung, D-5300 Bonn

MacLeod, G. K. Prof. Dr., Department of Health Service Administration, Graduate School of Public Health, University of Pittsburgh, Pennsylvania, 15261 USA

Marguth, F. Prof. Dr., Neurochirurgische Klinik der Ludwig-Maximilians-Universität München, Klinikum Großhadern, Marchioninistr. 15, D-8000 München 70

Martin, E. Prof. Dr., Institut für Anästhesiologie, Ludwig-Maximilians-Universität München, Klinikum Großhadern, Marchioninistr. 15, D-8000 München 70

Meßmer, K. Prof. Dr., Abteilung f. Experimentelle Chirurgie, Chirurgisches Zentrum Ruprecht-Karls-Universität Heidelberg, Im Neuenheimer Feld 347, D-6900 Heidelberg 1

Messerschmidt, O. Prof. Dr., Akademie d. Sanitäts- und Gesundheitswesens der Bundeswehr, Neuherbergstr. 11, D-8000 München 45

Peter, K. Prof. Dr., Institut für Anästhesiologie, Ludwig-Maximilians-Universität München, Klinikum Großhadern, Marchioninistr. 15, D-8000 München 70

Ploog, D. Prof. Dr., Klinisches Institut, Max-Planck-Institut für Psychiatrie, Kraepelinstr. 2, D-8000 München 40

Rebentisch, E. Prof. Dr., Ganghoferstr. 4, D-8024 Deisenhofen

Schweiberer, L. Prof. Dr., Chirurgische Klinik Innenstadt, Ludwig-Maximilians-Universität München, Nußbaumstr. 20, D-8000 München 2

Sefrin, P. Priv.-Doz. Dr., Institut für Anästhesiologie der Universität Würzburg, Josef-Schneider-Str. 2, D-8700 Würzburg

Spann, W. Prof. Dr., Institut für Rechtsmedizin, Ludwig-Maximilians-Universität München, Frauenlobstr. 7a, D-8000 München 2

Sprotte, G. Priv.-Doz. Dr., Institut für Anästhesiologie der Universität Würzburg, Josef-Schneider-Str. 2, D-8700 Würzburg

Stossek, K. Prof. Dr., Institut für Anästhesiologie, Klinikum der Johannes-Gutenberg-Universität Mainz, Langenbeckstr. 1, D-6500 Mainz

Sunder-Plassmann, L. Priv.-Doz. Dr., Chirurgische Klinik der Ludwig-Maximilians-Universität München, Klinikum Großhadern, Marchioninistr. 15, D-8000 München 70

Ungeheuer, E. Prof. Dr., Chirurgische Klinik, Krankenhaus Nord-West, Steinbacher Hohl 2–26, D-6000 Frankfurt

Vilmar, K. Dr., Deutsche Bundesärztekammer, Ärztehaus, Haedenkampstr. 1, D-5000 Köln 41

Weissauer, W. Dr. h.c., Ministerialdirigent, Bayer. Justizministerium, Karlsplatz, D-8000 München 2

Zellner, P. Prof. Dr. Dr., Abteilung für Verbrennung, plastische- und Hand-Chirurgie, Berufsgenossenschaftliche Unfallklinik, Ludwig-Guttmann-Str. 13, D-6700 Ludwigshafen-Oggersheim

Zöllick, H. Dr., Bundesministerium für Jugend, Familie und Gesundheit, Postfach, D-5300 Bonn

Vorwort

Katastrophenmedizin dient der Rettung vitalbedrohten menschlichen Lebens sowie der Begrenzung von Gesundheitsschäden bei außerordentlichen Schadensfällen, die primär mit den vorhandenen medizinischen Mitteln nicht zu bewältigen sind. Zur Lösung dieser Aufgabe sind Ärzte, Hilfskräfte und Laienhelfer nötig, darüber hinaus jedoch auch die Bereitstellung aller materiellen Hilfsmittel, die Rettungsorganisationen und staatliche Einrichtungen einschließlich Krankenhäuser anbieten können. Rettungs- und Notfallmedizin allein können keinesfalls katastrophenmedizinische Probleme lösen.

Aus medizinischer Sicht sind Art, Zeitpunkt und Ausmaß einer Katastrophe unbekannte Größen. Es kann sich z. B. um ein Eisenbahnunglück, eine Überschwemmungskatastrophe, ein Erdbeben oder auch um einen nuklearen Unfall handeln.

Gemeinsam ist allen Katastrophen jedoch die Tatsache, daß in der ersten Phase eine große Anzahl hilfsbedürftiger Menschen versorgt werden muß. In dieser Zeit herrscht in aller Regel eine vollkommene Desorganisation und Mangel an Mitteln für Transport, Unterbringung und auch medizinischer Erstversorgung. Der Sichtung kommt überragende Bedeutung zu. In der nächsten Phase der medizinischen Versorgung im Lazarett und Krankenhaus muß auf die Art der Katastrophe medizinisch eingegangen werden. Diese vielfältigen medizinischen und organisatorischen Aufgaben sind nur gemeinsam lösbar. In der Bundesrepublik Deutschland wurde in dieser Hinsicht aus den verschiedensten, z. T. irrationalen Gründen zu wenig getan.

Die Deutsche Gesellschaft für Katastrophenmedizin wurde unter dem Eindruck dieser Tatsache gegründet. Bestärkt wurde die Gründung der Gesellschaft noch dadurch, daß in einigen Bundesländern bereits Organisationen zur Bewältigung von Katastrophen gesetzlich verankert sind.

Ziele der Gesellschaft sind grundsätzlich die Förderung der wissenschaftlichen und praktischen Belange der Katastrophenmedizin, die Vertiefung interdisziplinärer Beziehungen in diesem Bereich, die Anknüpfung und Vertiefung von Beziehungen zu in- und ausländischen medizinischen Gesellschaften und staatlichen Einrichtungen, die sich mit Katastrophenschutz befassen. Darüberhinaus soll die Aus- und Weiterbildung von Ärzten, Laienhelfern, Helfern und Medizinstudenten gefördert werden.

Diese Aufgaben und Zielsetzungen sind weit gesteckt und können nur schrittweise verwirklicht werden. Einen ersten Ansatz stellte die zweitägige Tagung in München dar.

Die Deutsche Gesellschaft für Katastrophenmedizin hat sich bei ihrer ersten Tagung bemüht, eine umfassende Bestandsaufnahme durchzuführen. Diese beinhaltet die Darstellung der rechtlichen Situation, der organisatorischen Grundlagen – bis hin zu spezifisch medizinischen Fragestellungen. Auch in der Öffentlichkeit kontrovers diskutierte Probleme wie die Sichtung und der Massenanfall von Strahlengeschädigten wurden in das Tagungsprogramm integriert.

Die Medizin hat dem Menschen zu dienen. Dies betrifft auch den Menschen, der durch eine Katastrophe jedweder Art betroffen ist. Die vorliegenden Referate sollen helfen, dieser Zielsetzung gerechter zu werden.

K. Peter
(Präsident der DGK)

1 Die Katastrophe – Vorkommen, Arten, Häufigkeit, Folgen (E. Rebentisch)

Die Massenmedien vermitteln uns nahezu täglich in Wort und Bild Informationen über Ereignisse großer zerstörerischer Gewalt, durch die Menschen primär oder sekundär in Mitleidenschaft gezogen werden. Nicht zuletzt durch diese Darstellungen wurde und wird das Bewußtsein der Menschen für solche Bedrohungen geschärft. Science-fiction-Filme und -Literatur leisten kräftige Nachhilfe zur Auslösung und Steigerung emotionaler Reaktionen.

Die Erzeugung von Angst und Furcht findet gerade in der Wohlstandsgesellschaft der hochentwickelten und daher gegen Störungen jeder Art sehr empfindlichen westlichen Kulturstaaten ideale Nährböden. Schon die geringfügigste Einengung des gewohnten Lebensablaufes trifft vor allem die Stadtbevölkerung hart. Der mancherorts propagierte Weg „zurück zur Natur" ist hoffnungslos versperrt, weil dann der völlige Zusammenbruch nur noch schneller käme. Manche Mitmenschen sind sich der Bedrohung durch Katastrophen durchaus bewußt, versuchen aber ihre Untätigkeit mit der öffentlichen Bekundung zu rechtfertigen, daß wir praktisch außerhalb solcher Gefahrenbereiche leben würden. Solche Feststellungen treffen vor allem Politiker, weil es naturgemäß keine Wählerstimmen bringt, wenn man offen von Gefahren spricht. Viele Mitbürger neigen ohnehin dazu, alle weniger angenehmen Dinge des Lebens aus ihrem Denken und Handeln zu verdrängen. Andere schließlich wollen den technischen, vor allem den energetischen Fortschritt aufhalten, weil sie glauben, auf diese Weise drohenden Gefahren entgehen zu können.

Bei weitem sind nicht alle Ereignisse, die uns als solche berichtet werden, tatsächlich Katastrophen im Sinne der international gültigen Definition. Großunfälle, Einzelereignisse und Schicksalsschläge mögen für eine Menschengemeinschaft oder für Einzelpersonen schwerwiegende Folgen haben, aber es sind keine Katastrophen. Die Internationale Liga der Rotkreuz-Gesellschaften und andere Gremien haben sich seit Jahrzehnten mit der Bestimmung des Begriffes „Katastrophe" befaßt. Heute sollten wir von der folgenden umfassenden Definition ausgehen:

„Eine Katastrophe ist ein außergewöhnliches Schadensereignis, das Leben und Gesundheit einer sehr großen Anzahl von Menschen, erhebliche Sachwerte oder die lebensnotwendige Versorgung der Bevölkerung in so ungewöhnlichem Maße schädigt oder gefährdet, daß es mit den örtlich verfügbaren Mitteln nicht zu bewältigen ist und zusätzliche Hilfe von außen erforderlich macht.

Katastrophen können durch die Natur, direkt oder indirekt durch den Menschen ausgelöst werden.

Ein derartiges Ereignis führt zur förmlichen Erklärung des Katastrophenfalles durch die zuständigen Behörden und zur Einleitung der erforderlichen Hilfsmaßnahmen."

Aus dieser, vom Arbeitskreis „Katastrophenmedizin" des Wissenschaftlichen Beirates der Bundesärztekammer erarbeiteten Definition möchte ich vier Punkte besonders hervorheben, nämlich

– den ungewöhnlichen Umfang der Schädigung,
– die Unmöglichkeit mit örtlichen Mitteln des Schadens Herr werden zu können,
– das Angewiesensein auf organisierte Hilfe von außen und
– die Verantwortung von Behörden für die Einleitung und Durchführung von Hilfsmaßnahmen.

Nach Schätzung der Internationalen Liga der Rotkreuz-Gesellschaften ereignet sich auf der Welt in jeder Woche eine Katastrophe, die das betroffene Land nicht allein bewältigen kann und internationale Hilfe notwendig macht. Die rapide wachsende Weltbevölkerung, die Erschöpfung so mancher natürlicher Lebens- und Ernährungsgrundlagen sowie der daraus resultierende Zwang zur Industrialisierung früherer Agrarländer und zur Anwendung neuer Technologien führen zu eingreifenden Änderungen der Infrastruktur und damit aber auch zur Steigerung der Katastrophengefahr.

Je nach Art der Auslösung unterscheiden wir Naturkatastrophen, biologische und technische Katastrophen. Wenn auch nach wie vor die Naturkatastrophen an erster Stelle stehen, so kann durch menschliches Versagen, z. B. fehlender oder mangelhafter Katastrophenschutz oder auch durch falsche Maßnahmen, das Ausmaß des durch Naturereignisse verursachten Schadens um ein Vielfaches vergrößert werden. Als Naturkatastrophen imponieren Erdbeben, Überflutungen, Stürme, Brandkatastrophen oder Dürreperioden. Allein durch Erdbeben verlor seit 1945 eine Million Menschen ihr Leben. Schon aus der beispielhaften Aufzählung möglicher Ursachen wird offensichtlich, daß Katastrophen zwar vorwiegend plötzlich und unerwartet eintreten, daß sie sich aber auch allmählich entwickeln und sehr lange andauern können, wie dies die Dürrekatastrophe in der Sahel-Zone deutlich zeigt.

Unter biologischen Katastrophen verstehen wir Massenschäden, die durch schnelle Ausbreitung spontan auftretender oder eingeschleppter gefährlicher Krankheitserreger sowie durch unabsichtlich oder absichtlich freigesetzte biologische Schadstoffe ausgelöst werden. Sie können große Bevölkerungsteile unmittelbar oder mittelbar über die tierische oder pflanzliche Nahrung schädigen. Dazu gehören vor allem Seuchen. Auch bei biologischen Katastrophen können Wirkung und Auswirkung um ein Vielfaches gesteigert werden, wenn die möglichen Vorbeugungs- und Schutzmaßnahmen vernachlässigt werden.

Technische Katastrophen sind Folgen technischer Mängel oder fehlerhaften menschlichen Verhaltens im Umgang mit der Technik. Es kann sich dabei um Ereignisse physikalischer oder chemischer Natur handeln. Hierunter fallen die vielfach befürchteten, aber bisher ausgebliebenen Strahlen- oder Nuklearkatastrophen, die häufigen Explosionskatastrophen, aber auch das immer wieder vorkommende Entweichen giftiger Gase aus Produktionsstätten, Lagern oder Transportgebinden gehört ebenso dazu wie toxische Niederschläge in der Natur und auf Wohngebiete, schließlich auch die chemische Verunreinigung von Wasser. Der Bruch eines Staudammes mit der darauf folgenden Flutwelle oder der Absturz eines Großflugzeuges auf dicht bevölkerte Gegenden sind ursächlich technische Katastrophen.

In diesen Zusammenhang muß auch der Krieg sowie insbesondere die mit dem Einsatz nuklearer, biologischer und chemischer Waffen verursachte Tötung und Schädigung unendlich vieler Menschen sowie Zerstörung großer Lebensräume gestellt werden. Ein Krieg erfüllt zweifellos die Kriterien einer Katastrophe, er muß aber dennoch von einer „Katastrophe im engeren Sinne" unterschieden werden, weil er sich im Gegensatz zu letzterer weder räumlich noch zeitlich abgrenzen läßt, während eine Katastrophe sozusagen von allen Seiten angegangen und im allgemeinen in absehbarer Zeit überwunden wird. Ein ABC-Krieg übersteigt aber das Maß jeglicher Katastrophe allein schon deshalb, weil es angesichts der unermeßlichen Schäden niemals eine organisierte Hilfe geben kann. Dann kann und muß jeder Überlebende und Handlungsfähige seinen Mitmenschen so gut und so lange helfen, wie er es kann. Daß jeder vernünftige Mensch den Krieg verabscheut und nichts mehr wünscht, als daß ihm ein solches Ereignis erspart bleibt, ist sicher Allgemeingut. Daß man aber die Chance nutzt, sich auch gegen diese Eventualität zu schützen, ist nur allzu logisch.

Die Pflicht jedes Bürgers, also auch der Ärzte, jedem Mitmenschen entsprechend gegebener Kenntnisse und Erfahrungen zu helfen, gilt nicht nur für den Alltag, sondern insbesondere für Notzeiten und Drangsale, also für Katastrophen und auch für Kriegsverhältnisse. Wir Deutsche haben im Gegensatz zu vielen anderen Völkern seit dem Ende des 2. Weltkrieges das Glück, keine militärische Auseinandersetzung am eigenen Leibe erfahren und erleben zu müssen. Dies darf uns aber nicht zu Sorglosigkeit verführen, vielmehr sollten wir am Beispiel der traditionell neutralen Schweizer und Schweden lernen, uns vorbeugend zu schützen.

Wenn wir uns nun mit Naturkatastrophen im einzelnen befassen und zunächst über die Grenzen der Bundesrepublik Deutschland hinausschauen, so erfahren wir besonders häufig und eindrucksvoll von Erdbeben. Die schweren Infrastrukturschäden und die Tausende von Toten und Verletzten im Iran und in der Osttürkei sind uns ebenso in Erinnerung wie die gewaltigen Zerstörungen in Agadir, in Peru, in Managua, in Süd- und Norditalien sowie in El Asnam in Algerien. Je unzugänglicher die betroffenen Gebiete, je schlechter die Straßenverhältnisse und je weniger Vorkehrungen zum Katastrophenschutz getroffen waren, desto mehr Menschen blieben tagelang ohne Hilfe und mußten trotz ursprünglich vorhandener mäßiger Gesundheitsschäden ihr Leben verlieren.

Taifune, Tornados und andere Stürme zerstören alljährlich weite, fruchtbare Gebiete, zerschlagen menschliche Behausungen, vernichten die Existenzgrundlagen vieler Menschen und töten oder verletzen Menschen. Erst am 29. Mai 1982 zerstörte ein Tornado in wenigen Minuten den Ort Marion in Illinois/USA. Zwölf Tote, über 100 Verletzte und mehr als 400 dem Erdboden gleichgemachte Häuser waren die erste Bilanz.

Durch Brände von Wäldern aber auch in Siedlungen werden schwerste Schäden in Japan, in den USA und in Frankreich sowie an vielen anderen Orten angerichtet. Surmfluten werden uns fast regelmäßig aus dem indischen Subkontinent und aus Ostasien berichtet, aber auch Europa ist nicht frei von solchen Ereignissen.

Als biologische Katastrophen imponieren vor allem Seuchen. Viele glauben, daß dank unseres Hygienestandards und der modernen Arzneimitttel die Zeiten der Pest, des Typhus und der Pocken endgültig vorüber seien, und registrieren bestenfalls aus historischem Interesse, daß die Azteken und Inkas im 15. Jahrhundert durch die aus Europa eingeschleppten Pocken dezimiert wurden, daß im 16. Jahrhundert die sog. Schweißfriesln in England viele Todesopfer forderten, daß auch die Masern ganze Indianerstämme ausrotteten und noch 1850 eine Masernepidemie auf den Faroer viele Todesopfer zur Folge hatte. Es sei aber auch daran erinnert, daß es noch 1973 in Neapel und 1974 in Portugal zu Choleraepidemien, sowie 1974 in Brasilien zu einer Epidemie durch Meningokokken kam, denen sehr viele Menschen zum Opfer fielen. Vermessen wäre es, wenn wir uns auf diesem Gebiet sicher fühlten, zumal wir wissen, daß Krankheitserreger bisher unbe-

Die Katastrophe – Vorkommen, Arten, Häufigkeit, Folgen

kannter Art oder in überraschenden Varianten und mit hoher Resistenz auftauchen können. Denken Sie an die Legionärskrankheit, die im Sommer 1976 bei einer Tagung amerikanischer Legionsmitglieder in Philadelphia 2000 der insgesamt 4500 Teilnehmer erfaßte. Erst später wurde festgestellt, daß alle Erkrankten in dem gleichen Hotel wohnten und ihre Infektion durch die Klimaanlage bekamen. Sechzehn Prozent der Erkrankten starben. Aber auch die klassischen Seuchen sind noch nicht absolut sicher überwunden. Aus den USA wurden uns einzelne Fälle an Pest berichtet. Die Pockenimpfpflicht ist aufgehoben, aber zumindest in Laboratorien gibt es noch virulente Pockenstämme und wir wissen, daß mit ihnen experimentiert wird. Noch hat die Mehrheit der Menschen einen deutlichen Pockenschutz, aber in 30 Jahren sind wir praktisch schutzlos einer möglichen Epidemie ausgeliefert. Niemand will den Teufel an die Wand malen, aber zweifellos wird er sich die Hände reiben, wenn die Menschen freiwillig auf probate Schutzmöglichkeiten verzichten.

Bei technischen Katastrophen denken wir sogleich an Seveso bei Mailand, wo es durch den toxischen Niederschlag chemischer Substanzen zu einer weitreichenden Vergiftung der Umgebung mit schweren Folgen für die Bevölkerung kam. Es sei aber auch an die Giftkastastrophe von Cleveland von 1929 erinnert, als es bei einem Brand von Röntgenfilmen zur Entwicklung nitroser Gase kam, durch die 126 Menschen starben. 1961 war eine Chlorgaswolke über La Barre in Louisiana Ursache einer Katastrophe. Als andersartiges technisches Katastrophenereignis bleibt der Bruch des Staudammes von Le Fréjus in Südfrankreich im Jahre 1963 ebenso unvergessen wie die fürchterliche Explosionskatastrophe auf dem Campingplatz von Los Alfaques in Spanien vor wenigen Jahren.

Aber betrachten wir nun die Katastrophensituation in der Bundesrepublik Deutschland nach dem 2. Weltkrieg, so erinnern wir uns der Naturgewalten bei der Flutkastastrophe vom Februar 1962. Mehr als 340 Menschen in Niedersachsen, Schleswig-Holstein und vor allem Hamburg fielen der Sturmflut zum Opfer, noch mehr Menschen erlitten Verletzungen oder erkrankten als unmittelbare Schadensfolge; mehr als 30 000 Menschen mußten überstürzt evakuiert oder durch tagelangen, oft lebensgefährlichen Einsatz der Retter geborgen werden. Schwerste Verwüstungen an Deichen, Häusern, Verkehrswegen und Versorgungseinrichtungen sowie in der Landwirtschaft konnten nur nach langer Zeit und unter hohem Kostenaufwand behoben werden.

Überschwemmungen großer Ausdehnung mit erheblichen, vor allem landwirtschaftlichen Schäden treten an der Donau und am Rhein mit seinen Nebenflüssen Jahr für Jahr ein. In den Städten und Ortschaften an Rhein und Mosel wird durch erprobte Katastrophenschutzmaßnahmen viel Schaden verhindert. Überraschend kam es im Juli 1965 in Ost-Westfalen durch schwerste Regenfälle zu einer Überschwemmungskatastrophe, die schließlich einen ganzen Regierungsbezirk erfaßte. Die Bevölkerung konnte nur durch Einsatz von deutschen und alliierten Truppen, vor allem Pionieren, aus ihrer bedrängten Lage gerettet werden. Gewaltige Schäden in der Landwirtschaft und in der Infrastruktur konnten vielfach erst nach langer Zeit überwunden werden.

Immens war der Schaden bei der Brandkatastrophe in der Lüneburger Heide im August 1975 trotz des Einsatzes modernster Bekämpfungsmittel aus allen Bundesländern und aus Frankreich sowie von mehr als 35 000 Hilfskräften. Daß auch Schnee und Kälte sehr schnell Katastrophen verursachen können, zeigte sich im Winter 1978/79, als ein tagelanger Schneesturm weite Landstriche Schleswig-Holsteins und Niedersachsens in unzugängliche Wüsten mit meterhohen Schneeverwehungen verwandelte. Jeder Verkehr kam zum Erliegen, Eisenbahnzüge eintgleisten und blieben im Schnee stecken wie Kraftfahrzeuge und selbst Räumfahrzeuge. Die Menschen sahen sich unversehens gezwungen, wieder zu einfachsten Lebensgewohnheiten zurückzukehren, um überleben zu können. Die vorhandenen Planungen und Vorbereitungen des Katastrophenschutzes wurden illusorisch, weil man den Sonderfall „Schneekatastrophe" nicht vorgesehen hatte.

Vor biologischen Katastrophen blieben wir zum Glück und auch dank unseres hohen seuchenhygienischen Schutzes weitgehend verschont. Dennoch kam es aber im Sommer 1978 aufgrund der Einschleppung durch einen unerkannt gebliebenen Infektionsträger und die Verbreitung der Erreger durch das Trinkwasser zu einer ernsten Ruhrepidemie in Ismaning vor den Toren Münchens. Schutzmaßnahmen mögen noch so gründlich sein, aber auch in unserem Land ist das Auftauchen, vor allem die Einschleppung bisher unbekannter und virulenter Krankheitserreger jederzeit möglich. Bei dem oft voreiligen Einsatz von Chemotherapeutika ist es nicht verwunderlich, wenn sich die bei uns heimischen Erreger anpassen und neue Formen entwickeln oder wenn Keime, die wir als Saprophyten kennen, eine überraschende Virulenz entfalten.

Hinsichtlich technischer Katastrophen gilt die Bundesrepublik als katastrophenarm, weil bei uns die technischen Sicherheitsbestimmungen und Vorkehrungen sehr ausgeprägt sind. Viele „Beinahe-Katastrophen" werden dank des schnellen Einsatzes von Sicherheits- und Rettungsdiensten und nicht zuletzt mit Hilfe des vor allem in Großstadt-Nähe gut organisierten Notarztdienstes aufgefangen. In zunehmendem Umfang beteiligen sich auch niedergelassene Ärzte am Notarztdienst. Es sei an den Terroranschlag beim Oktoberfest 1980 erinnert, der 13 Todesopfer und mehr als 200 Verletzte forderte und der dank der Rettungddienste im Rahmen eines Großunfalles gehalten werden konnte. Auch Chlorgas- und andere Giftgas-Wolken zeigen immer wieder, daß eine Bedrohung für die Bevölkerung besteht. Im Februar 1982 kam es am gleichen Tag zum Austreten hochgiftigen Butyl-Acrylats aus einem Transitwaggon auf dem Bahnhof Schwandorf und zum Austreten von Tri-Propylamin-Dämpfen aus dem Füllstutzen eines Tankwaggons auf dem Bahnhof Landshut. Während der Schaden in Landshut schnell behoben werden konnte, mußten in Schwandorf die Anwohner aufgefordert werden, tiefer gelegene Räume aufzusuchen, und mußten 85 Einsatzkräfte vorsorglich zu stationärer Beobachtung in Krankenhäuser eingewiesen werden. Den wenigsten Deutschen wird es in unserer schnellebigen Zeit erinnerlich sein, daß am 28. Juni 1948 durch eine gewaltige Explosion im Werk Ludwigshafen-Oppau der Badischen Anilin- und Soda-Fabrik 210 Menschen getötet und rund 3800 verletzt wurden. Vor derartigen Katastrophen sind wir auch heute keineswegs sicher. Deshalb sollten wir Vorkehrungen treffen, so weit uns das möglich ist.

Das Ungewisse und zugleich Gefährliche jeder Katastropheneinwirkung auf den Menschen ist das nicht vorhersehbare Zusammentreffen mehrerer, unterschiedlicher Schädigungsarten. Verletzungen können mit Verbrennungen einhergehen oder mit Unterkühlung, mit Strahlenschäden oder Vergiftungen verbunden sein. Psychische Alterationen im Zusammenhang mit dem erlittenen körperlichen Schaden sind möglich, aber ebenso gut können Nichtbetroffene – selbst außerhalb der unmittelbaren Katastropheneinwirkung psychisch abnorm reagieren. Der Mensch hat sich auch stets mit den sekundären Folgen einer Katastrophe auseinander zu setzen und darunter zu leiden, gleichgültig ob er zunächst von der Katastrophe nicht unmittelbar betroffen wurde oder ob er neben einer Primärschädigung, die ihm Gesundheitsschaden, Verlust von Familienangehörigen oder von Hab und Gut brachte, nun auch noch sekundäre Not und Einschränkung oder Krankheit auf sich nehmen muß. Eine Katastrophe (Tabelle 1) ist im wahrsten Sinne des griechischen Wortes ein Ereignis, das alles vorher Dagewesene auf den Kopf stellt oder umwälzt.

Tabelle 1. Katastrophe

Eine Katastrophe ist ein außergewöhnliches Schadensereignis, das Leben und Gesundheit einer sehr großen Anzahl von Menschen, erhebliche Sachwerte oder die lebensnotwendige Versorgung der Bevölkerung in so ungewöhnlichem Maße schädigt oder gefährdet, daß es mit den örtlich verfügbaren Mitteln nicht zu bewältigen ist und zusätzliche Hilfe von außen erforderlich macht.
Katastrophen können durch die Natur, direkt oder indirekt durch den Menschen ausgelöst werden.
Ein derartiges Ereignis führt zur förmlichen Erklärung des Katastrophenfalles durch die zuständigen Behörden und zur Einleitung der erforderlichen Hilfsmaßnahmen.

2 Wesen und organisatorische Grundlagen der Katastrophenmedizin

(H. Zöllick)

„Katastrophe" bedeutet im griechischen Drama die Schicksalswendung zu einem tragischen Ende. Im modernen Sprachgebrauch findet der Begriff „Katastrophe" vieldeutig für kritische Situationen in vielen Lebensbereichen Verwendung, wobei meist der Charakter des Sensationellen betont werden soll. Dadurch erfährt er zwangsläufig eine Abwertung seines ursprünglichen Sinngehaltes.

Als Katastrophe im engeren Sinne wird heute international ein im Frieden plötzlich und unterwartet eintretendes Schadensereignis bezeichnet, das das Leben und die Gesundheit einer großen Zahl von Menschen erheblich gefährdet, das Rechtsgut der öffentlichen Sicherheit und Ordnung bedroht und die Infrastruktur sowie das Sozialgefüge durch Flüchtlinge und Obdachlose in Mitleidenschaft ziehen kann.

Ein solches Ereignis muß, wenn es zur Katastrophe wird, ein derartiges Ausmaß angenommen haben, daß es mit den zur Gefahrenabwehr örtlich vorhandenen Mitteln nicht mehr bewältigt werden kann, so daß zusätzlich organisierte Hilfe von außen aus nichtbetroffenen Gebieten zugeführt oder in Anspruch genommen werden muß.

Durch die rapide Entwicklung der Medizintechnik in den letzten Jahrzehnten wird die ärztliche Ausbildung und Tätigkeit entsprechend geprägt. Über eine optimale Individualmedizin entwickelte sich vielfach eine perfektionistische Maximalmedizin, in die der Einsatz von Elektronik und Automation zunehmend Eingang gefunden hat. Voraussetzung für die Anwendung dieser hochqualifizierten Methoden ist aber das Vorhandensein einer funktionierenden technischen Infrastruktur.

Nach der eingangs erwähnten Definition des Katastrophen-Begriffs sind durch ein solches Schadensereignis meist aber chaotische Verhältnisse durch Ausfall, Beeinträchtigung oder Überlastung der Infrastruktur, wie Elektrizität und Wasser, der Verkehrswege und der Kommunikation, bei einem gleichzeitigen Massenanfall von Katastrophenopfern zu erwarten.

Dadurch entstehen extreme Situationen, die charakterisiert sind durch ein Mißverhältnis von Notwendigem und Möglichem im ärztlichen Handeln. Dabei bestimmt nicht mehr, wie in normalen Zeiten in Praxis und

Krankenhaus, die technisch optimale und oft zeitraubende Versorgung besonders der Schwerstkranken das ärztliche Handeln, sondern der Einsatz möglichst einfacher Methoden und Techniken zwangsläufig ohne moderne Hilfsmittel, um in kurzer Zeit möglichst vielen Katastrophenopfern helfen zu können. Durch diese von außen aufgezwungenen besonderen Umstände ist im Katastrophenfall das ärztliche Handeln nach den Prinzipien der Individualmedizin also nicht sehr praktikabel. An ihre Stelle tritt die „Katastrophenmedizin", deren alle Fachgebiete übergreifende Grundsätze es dem Arzt ermöglichen, der Situation entsprechend tätig zu werden.

Neben den bekannten Naturkatastrophen gewinnen Katastrophen, die durch Störungen oder Versagen technischer Einrichtungen in unserem dicht besiedelten Lebensraum bedingt sind, eine zunehmende praktische Bedeutung. Das bisher nahezu blinde Vertrauen der modernen Gesellschaft in den Fortschritt und die Sicherheit der Technik wurde in den letzten Jahren zunehmend durch katastrophenartige Ereignisse, vor allem in der technisierten und zivilisierten Welt, zutiefst erschüttert. Störfälle in kerntechnischen Anlagen, Katastrophen durch Freiwerden chemisch-toxischer Stoffe, Flugzeugabstürze auf besiedelte Gebiete, Explosions- und Brandkatastrophen, Massenkarambolagen von Kraftfahrzeugen auf Autobahnen, sowie Eisenbahn- und Busunglücke, haben die damit aufgeworfene Problematik aktualisiert und in das Bewußtsein einer breiten Öffentlichkeit gerückt.

Ist ein Schadensereignis förmlich zur Katastrophe erklärt worden, weil es mit den örtlich zur Verfügung stehenden Mitteln nicht mehr beherrscht werden kann, so muß organisatorisch ein Katastropheneinsatzstab koordinierend tätig werden, der in der Bundesrepublik im allgemeinen vom Hauptverwaltungsbeamten des betroffenen Landkreises oder der kreisfreien Stadt geleitet wird. Wegen des zumeist komplexen Katastrophengeschehens müssen die jeweils kompetenten Fachbereiche, wie z. B. das Gesundheitswesen, die Hilfsorganisationen, die Feuerwehr, die Polizei und das Technische Hilfswerk, in ihm vertreten sein.

Wenn von den bei einer Kastrophe auftretenden Problemen aus der Sicht dieses Kongresses auch die ärztlichen und sanitätsdienstlichen Aufgaben im Mittelpunkt stehen, so werden dieses Tätigkeiten häufig durch administrative Maßnahmen erst ermöglicht. Beispiele hierfür sind die Tätigkeit der Polizei durch Absperrung und Verkehrslenkung, die technische Hilfe der Feuerwehr beim Löschen, Räumen und Retten, die Einsatzverbände der Hilfsorganisationen mit ihren meist ehrenamtlichen Helfern für den Transport von Katastrophenopfern, sowie die Versorgung von Flüchtlingen und Obdachlosen.

Von besonderer Bedeutung ist das Technische Hilfswerk für die Wasser- und Energieversorung sowie die äußerst wichtige Wiederherstellung und

Aufrechterhaltung der Fernmeldeverbindungen zur Gewinnung einer Übersicht über Art und Umfang einer Katastrophe, zur Koordination der Abwehrmaßnahmen und ggfs. zur Anforderung zusätzlicher Hilfen über Rettungsleitstellen und Hubschrauberstationen. Die Kommunikation ist für das Funktionieren eines Katastrophen-Managements der zentrale und unverzichtbare Faktor.

Nach dem in der Bundesrepublik geltenden Recht fällt die Aufgabe des friedensmäßigen Katastrophenschutzes in die Kompetenz der Bundesländer, wobei die Zuständigkeit je nach Art, Schwere und Ausdehnung einer Katastrophe auf die Ebene eines Landkreises bzw. einer kreisfreien Stadt oder eines Regierungsbezirkes delegiert werden kann, wobei in Grenz-Bereichen mehrere Bundesländer kooperieren müssen. Die Bundesregierung hat für den Fall einer Katastrophe im Frieden nur eine Art koordinierender Rahmenkompetenz, die aber nur dann wirksam werden kann, wenn die Bundesländer die Hilfe der Bundesregierung anfordern. Die bestehenden gesetzlichen Regelungen sind für die Friedenskatastrophe deshalb in den Katastrophenschutzgesetzen der Bundesländer festgelegt.

Für besonders gefährdete Objekte oder Areale, wie z. B. die Umgebung kerntechnischer Anlagen, chemischer Werke, Start- und Landeschneisen von Flughäfen oder häufig überlastete Autobahnabschnitte, sollen spezielle regionale Katastrophenschutzpläne erarbeitet werden.

In solchen Bereichen können die Abwehrmaßnahmen umso erfolgreicher sein, wenn sinnvolle organisatorische Vorkehrungen, die eben in diesen Katastrophenabwehrplänen verankert sind, getroffen werden. Hierzu gehört auch, besonders in der Umgebung kerntechnischer Anlagen und von Werken der chemischen Industrie, die sachliche und psychologische fundierte Aufklärung der Bevölkerung, vor allem auch hinsichtlich der Notwendigkeit gegebenenfalls erforderlicher Evakuierungsmaßnahmen, um spätere Panikreaktionen mit ihren zusätzlichen negativen Auswirkungen auf das Katastrophengeschehen zu vermeiden. Wichtig ist auch die Ausbildung möglichst vieler Laienhelfer in der Ersten Hilfe und die Bereitstellung von Dekontaminationseinrichtungen und Antidoten.

Von besonderer Bedeutung sind auch Vorbereitungen für die Durchführung von Schutzimpfungen wegen der gefürchteten Sekundärkatastrophen durch Seuchen im oder in der Umgebung des Katastrophengebietes oder bei unkontrollierten Bevölkerungsbewegungen durch Schwächung der körperlichen Widerstandskraft und wegen des Absinkens des hygienischen Standards.

Vor allem aber sind Ärzte und Krankenhäuser in die regionalen Katastrophenschutzpläne einzubeziehen.

Bei jedem Kastrophengeschehen spielt sowohl der Zeitfaktor als auch die räumliche Ausdehnung des Katastrophengebietes eine wesentliche Rolle.

1. Unmittelbar nach dem unvermittelten Eintritt der Katastrophe liegt der Schwerpunkt des Geschehens im engeren Katastrophengebiet. Hier kann aber zunächst personell und materiell nur mit den Mitteln geholfen werden, die zufällig vorhanden sind.

Dabei kann sich die Tätigkeit in der Regel nur auf elementare Hilfsmaßnahmen beschränken wie Bergen und Retten von Katastrophenopfern, die Durchführung der Ersten Hilfe und die Meldung des Katastrophengeschehens.

Diese Situation relativer Hilflosigkeit kann je nach Art und Umfang der Katastrophe unterschiedlich lange dauern. Auf die Erstmeldung eines Katastrophengeschehens wird zunächst unverzüglich der vorhandene Rettungsdienst, d. h. ein oder mehrere Notarztwagen, versuchen, das Gebiet zu erreichen, die Situation überschlägig zu beurteilen, einen Verwundetensammelplatz einzurichten und über die Kommunikationsmittel des Notarztwagens den Umfang des Geschehens und die voraussichtlichen Maßnahmen zu melden, sowie ggfs. zusätzlich Ärzte, Helfer und Transportmittel anzufordern.

An der Verwundetensammelstelle ist eine erste ärztliche vorläufige Sichtung (Triage) der Katastrophenopfer durchzuführen. Diese Sichtung ist eine schwierige und problematische, aber unverzichtbare ärztliche Aufgabe mit hohem ethischen Anspruch, die vom Arzt ein besonderes fachliches Urteilsvermögen, Mut zur Verantwortung und schnelles, zielbewußtes Arbeiten erfordert. Die Triage wird häufig als „unärztlich" diffamiert und mit Kriegsvorbereitungen in einen unverständlichen Zusammenhang gebracht. Dabei wird völlig übersehen, daß auch im Rahmen der Individualmedizin, z. B. im täglichen Rettungsdienst, bei einem Unfall mit mehreren Verletzten vom Notarzt entsprechend dem Zustand der einzelnen Opfer Behandlungsprioritäten festzulegen sind. Dasselbe gilt für die Katastrophenmedizin, wobei aber mangels der Möglichkeit, alle Opfer bei einem Massenunfall optimal behandeln zu können, notwendigerweise andere, von der Individualmedizin abweichende Behandlungsprioritäten festgelegt werden müssen. Dabei muß es das Ziel sein, das Beste für möglichst Viele mit möglichst geringem Aufwand in möglichst kurzer Zeit zu tun.

2. Der Sichtung am Katastrophenort schließt sich der Transport zur klinischen Versorgung an, der von einer Leitstelle auf mehrere festzulegende Krankenhäuser zu verteilen ist. Als Transportmittel stehen hier neben Rettungs- und Krankenwagen auch Rettungshubschrauber zur Verfügung, besonders wenn es sich um den Transport in eine Spezialklinik handelt, (z. B.

für schwer Brandverletzte, Schädel/Hirn- bzw. Rückenmarktraumen, Augenverletzungen etc.). Für die Hubschrauber sind am Katastrophenort gegebenenfalls provisorische Landeplätze zu schaffen.

3. Triage, Erstversorgung und Transport haben die Aufgabe, die klinische, meist chirurgische Endversorgung in einem Krankenhaus sicherzustellen. Das Krankenhaus hat sich aber in der Vergangenheit bei Katastrophen häufig als eine entscheidende Schwachstelle erwiesen. Ohne vorbereitende Planung ist jedes, auch das beste und qualifizierteste Krankenhaus in einer Katastrophe, d. h. bei einem Massenanfall von Opfern, überfordert. Normalerweise ist ein Krankenhaus in der Lage, ca. 5–8% seiner Bettenkapazität sofort einzusetzen. Nach internationalen Erfahrungen ist aber bei mindestens 20% der Katastrophenopfer eine chirurgische Intervention erforderlich. Die jeweils zuständige Leitstelle sollte diese Richtwerte beachten und deshalb stets mehrere Aufnahmekrankenhäuser vorsehen. Für Leichtverletzte sind gegebenenfalls zur Entlastung der Krankenhäuser Massenquartiere einzurichten.

Die Bedeutung des Krankenhauses in der Katastrophe macht es erforderlich, und es sollte die Verpflichtung jedes Krankenhausträgers sein, in Zusammenarbeit mit der Katastrophenschutzbehörde einen Krankenhausalarmplan vorzubereiten und ihn möglichst anläßlich von Alarmübungen durchzuspielen. Erfreulicherweise bestehen bereits für viele Krankenhäuser in der Bundesrepublik solche Alarmpläne, oder sie befinden sich in der Erarbeitung.

Schwerpunkte eines solchen Krankenhauseinsatzplanes sind:

a) *Die Einsatzzentrale*

Sie ist besetzt mit einem der leitenden Ärzte (möglichst nicht dem Chirurgen), der Oberschwester, dem leitenden Techniker und dem Verwaltungsleiter. Sie alarmiert das Personal und stellt personell und materiell den inneren Dienstablauf und damit die Funktion des Krankenhauses unter den besonderen Anforderungen des Katastrophenfalles sicher.

Schwerpunkt des Krankenhauseinsatzplanes ist:

b) *Der Aufnahmebereich*

Er hat 2 Aufgaben zu erfüllen:

1. Die erneute ärztliche Sichtung der eintreffenden Katastrophenopfer und deren anschließende Weiterleitung entsprechend der festgelegten Behandlungsprioritäten.
2. Die Registrierung und Dokumentation der eingelieferten Verletzten durch Verwaltungspersonal und Schreibkräfte und eine Sicherstellung der mitgeführten persönlichen Habe.

Ich habe versucht, – soweit dies in der Kürze der mir zur Verfügung gestellten Zeit möglich war – das Wesen der Katastrophenmedizin und ihre organisatorischen Grundlagen darzulegen.

Die Bedeutung der Katastrophenmedizin für uns alle in den hochindustrialisierten Ballungsgebieten und bei der auch sonst hohen Bevölkerungsdichte in unserem Lebensraum legen es nahe, daß sich möglichst viele Ärzte mit den besonderen Problemen der Katastrophenmedizin vertraut machen. Bei einem plötzlichen und unvermittelt eintretenden Massenanfall von Katastrophenopfern wäre es hierfür zu spät. In der dann eintretenden chaotischen Situation erwartet der dem Katastrophengeschehen hilflos ausgelieferte Bürger vom Arzt klare Entscheidungen und sachkundige Hilfe. In dieser Situation gibt es niemanden, der den Arzt ersetzen und damit auch niemanden, der ihm seine schwere Bürde abnehmen könnte.

3 Der Katastrophenschutz und zivile Bevölkerungsschutz in der Bundesrepublik Deutschland – heute

(K.-L. Haedge)

Für die Fährnisse des Lebens ist vorzusorgen im privaten wie im staatlichen Bereich. Jedermann in unserem Staate weiß dies und verhält sich in der Regel entsprechend. Er sichert sich gegen Gefahren; er versichert sich.

Die Steigerung der vielfältigen Gefahren in unserer hochtechnisierten Welt setzt dem Einzelnen bei aller verantwortungsbewußten Eigenvorsorge Grenzen. Das Gemeinwesen – der Staat – ist daher aufgerufen, hier ebenfalls Vorsorge zu treffen. Das gilt im Frieden und besonders für den Verteidigungsfall.

Im *Frieden* sind für Maßnahmen zur Abwehr von Gefahren und Schäden sowohl auf dem Gebiet der Legislative als auch der Exekutive *ausschließlich* die Länder zuständig. Einrichtungen des Feuerschutzes und des Rettungsdienstes bis hin zur Luftrettung seien nur beispielhaft genannt. In ihnen wirken viele Tausende von Bürgern freiwillig und ehrenamtlich mit. Sie geben damit ein hervorragendes Beispiel für staatsbürgerlichen Dienst an der demokratischen Gemeinschaft.

Vorsorge für den *Verteidigungsfall* zu treffen, ist nach unserer Verfassung Aufgabe des *Bundes*. Diese Aufgabenstellung, soweit sie im Verteidigungsfall die Bürger durch nichtmilitärische Maßnahmen vor Kriegseinwirkungen soweit als möglich schützen soll, wird mit dem Begriff „Zivilschutz" bezeichnet. Sieben größere Aufgabengebiete sind im „Zivilschutz" zusammengefaßt:

- Selbstschutz
- Warndienst
- Katastrophenschutz
- Aufenthaltsregelung
- Schutz von Kulturgut
- Schutzbau
- Gesundheitswesen.

Über einige soll in folgendem gerafft informiert werden.
Doch zuvor eine kurze Bemerkung zur Organisation im Großen:

Trotz der verfassungsbedingten unterschiedlichen Zuweisung der Kompetenz zur Gefahrenabwehr darf der „Zivilschutz" *nicht* etwa als *neben* dem friedensmäßigen durch die Länder zu leistenden Katastrophenschutz *stehend* begriffen werden. Vielmehr arbeiten Bund *und* Länder im „Zivilschutz" eng zusammen, knüpfen die Planungen des „Zivilschutzes" an die des Katastrophenschutzes im Frieden an und beeinflussen diese. Es ist dann nur folgerichtig, festzustellen, daß das zur Gefahrenabwehr im Verteidigungsfall geschaffene und noch zu schaffende Potential auch zur Bewältigung vom Friedenskatastrophen eingesetzt wird. Umgekehrt stehen die Einheiten und Einrichtungen des friedensmäßigen Katastrophenschutzes im Verteidigungsfall zur Verfügung. „Zivilschutz" und friedensmäßiger Katastrophenschutz bilden somit *zusammen* ein umfassendes Hilfeleistungspotential für den Bürger.

Durchgeführt wird der „Zivilschutz" weitgehend im Wege der Bundesauftragsverwaltung durch die Länder und Gemeinden. Eine Ausnahme bildet der Warndienst der in bundesunmittelbarer Verwaltung betrieben wird.

Nach dieser Vorbemerkung nun Informationen zu einigen wichtigen Gebieten des Zivilschutzes:

Selbstschutz

Die Katastrophe beginnt beim Betroffenen – auch im Verteidigungsfall. Bis Hilfe von außen, z. B. durch den Katastrophenschutz geleistet werden kann, vergeht Zeit. Es kann nicht überall und gleichzeitig geholfen werden. Die Betroffenen sind daher zunächst auf Selbsthilfe oder Nachbarschaftshilfe angewiesen. Diese muß gelernt sein. Der *Bundesverband für den Selbstschutz* mit seinen Mitarbeitern – zum großen Teil ehrenamtliche – bietet kostenlos für den Bürger eine ganze Palette von entsprechenden Selbstschutzausbildungen an. Dieses Angebot wird jährlich von rd. 350 000 Bürgern angenommen. Darüber hinaus steht er als Berater und Helfer den Gemeinden bei der Erledigung der ihnen gesetzlich übertragenen Aufgaben auf dem Gebiet des Selbstschutzes zur Verfügung.

Warndienst

Eine Schweizer Untersuchung ergab, daß die Warnung an sich bereits einen Schutzfaktor darstellt. Der Gewarnte, vor allem, wenn er im Selbstschutz ausgebildet wurde, verhält sich in Gefahren situationsgerecht. In der Bundesrepublik Deutschland ist der Warndienst weitgehend ausgebaut. Über 10

Warnämter können derzeit rd. 80% der Bevölkerung mittels zentral gesteuerter Sirenen gewarnt werden. Durch mitinstallierte Technik ist auch eine regionale und lokale Warnung möglich. Über den Rundfunk wird gleichzeitig gewarnt. Neben der Warnung läuft eine ständige Unterrichtung über die Gefahrensituationen über das sog. Warnstellennetz.

Alle diese Vorkehrungen stehen auch im Frieden zur Alarmierung der Feuerwehren, für Katastrophenalarm und zur Alarmierung in anderen Gefahrensituationen zur Verfügung.

Katastrophenschutz

Nach Eintritt eines Schadens kommt der Rettung von Menschen und Sachgütern sowie der Eindämmung der Schadenswirkungen größte Bedeutung zu. Auf der Basis des friedensmäßigen Katastrophenschutzes, der ortsnah und in übersichtlichen Einheiten gegliedert ist, erfolgt die Organisation, Aufstellung, Ausstattung und Ausbildung von Zivilschutzeinheiten. Diese Einheiten umfassen derzeit rd. 142 500 ehrenamtliche Helfer. Sie sind vom Bund im Rahmen seiner finanziellen Möglichkeiten *voll* zu seinen Lasten für die Gefahrenabwehr im Verteidigungsfall mit Gerät und Fahrzeugen – insgesamt rd. 13 500 Fahrzeuge mit Bordbeladung – auszustatten und entsprechend auszubilden. Die Ausbildung findet am Standort, an Katastrophenschutzschulen der Länder und an der Katastrophenschutzschule des Bundes in Ahrweiler statt. Schwerpunkt der Ausbildung an der Katastrophenschutzschule des Bundes ist aufgrund der Erkenntnisse der niedersächsischen Waldbrandkatastrophe von 1975 die Vermittlung von Führungswissen.

Es sei der Hinweis erlaubt, daß die im Frieden wertvolle Hilfe leistenden Rettungshubschrauber Teil der für den Verteidigungsfall vorgehaltenen Katastrophenschutzausstattung und für Führungsaufgaben vorgesehen sind.

Schutzraumbau

Keine andere Maßnahme des „Zivilschutzes" ist für die Bevölkerung so effizient wie der Bau von Schutzräumen, wobei gleichzeitig zu sagen ist, daß es einen absoluten Schutz gegen alle Waffenwirkungen im Kernbereich nicht gibt.

Die Bilanz ist gerade auf diesem für den „Zivilschutz" so wichtigen Gebiet keineswegs befriedigend. Das große Schutzplatzdefizit ist bekannt. Es kann daher nur über die Tendenzen etwas gesagt werden.

Hierzu bleibt positiv anzumerken, daß
- der Bau von Schutzräumen im Grundschutz vom Bund durch Zuschüsse und/oder steuerliche Abschreibungen gefördert wird;
- die Bevölkerung auch schon vor der Besetzung Afghanistans ein steigendes Interesse am Schutzraumbau zeigte und immer mehr Bundesbürger Schutzräume bauen;
- die Gemeinden unter Aufnahme von teuren Zwischenfinanzierungen, die nicht erstattet werden, verstärkt Schutzräume für die Bürger erstellen;
- das Parlament die Haushaltsansätze des Bundes seit 1978 verstärkt hat mit fortdauernder Tendenz in der mittelfristigen Finanzplanung.

Gesundheitswesen

Zur Versorgung von Verletzten im Verteidigungsfall ist eine Reihe von Maßnahmen vorgesehen, die aufgrund gesetzlich bereits vorhandener Regelungen (Gesetz über den Zivilschutz – ZSG) auch verwirklicht werden. Diese Maßnahmen sind an Notstandsbedingungen unter Berücksichtigung eines starken Anfalls Verletzter und gestörter Infrastruktur ausgerichtet.

Es werden zusätzlich zu organisatorischen Maßnahmen im Krankenhausbereich zur Gewinnung zusätzlicher Betten sog. Hilfskrankenhäuser in drei verschiedenen Ausbauformen errichtet. Rund 84 000 zusätzliche Bettenplätze einschließlich dazugehörender OP sind geschaffen.

Für diese Hilfskrankenhäuser und darüber hinaus wird ärztliches Gerät beschafft.

Arzneimittel für rd. 240 000 Schwerverletzte für ca. 3 Wochen werden bevorratet, wobei das Schwergewicht auf Basistherapeutika wie Antibiothika, Infusionslösungen, Schmerzmittel und Impfstoffe gelegt wird. Diese Arzneimittel umfassen derzeit 102 Spezialitäten.

Ebenso werden Verbandmittel vorgehalten.

Die gesteckten Ziele sind noch nicht überall erreicht.

Die Sanitätsorganisationen bilden Schwesternhelferinnen (bisher ca. 270 000) und die Bevölkerung in Erster Hilfe (jährlich rd. eine ¾ Million) aus. Der Bundesverband für den Selbstschutz ergänzt das Ausbildungsprogramm in Erster Hilfe durch Ausbildung in „Lebensrettenden Sofortmaßnahmen") (jährlich rd. 300 000 Bürger).

Schließlich wird auch eine medizinische Zivilschutzforschung betrieben. Dieser humanitären Aufgabe haben sich rund 85 Wissenschaftler ehrenamtlich zur Verfügung gestellt.

Dieser geraffte Überblick zeigt, daß ein umfassendes und lückenloses Hilfeleistungssystem noch nicht besteht. Dazu bedarf es längerer Zeiträume, erheblicher Mittel und vor allem der engagierten Unterstützung durch die Bürger. Es wird jedoch das Mögliche versucht, kontinuierlich Fortschritte zu erzielen.

Diese Vorsorgemaßnahmen sind keine Angelegenheit, die die Bundesrepublik Deutschland allein durchführt. Alle Staaten in Ost und West tun Gleiches mit unterschiedlicher Intensität; die Neutralen ebenfalls. Schweden und die Schweiz gelten als vorbildlich.

Alle behandelten Vorsorgemaßnahmen sind sowohl aus der Sicht des internationalen Völkerrechts wie von ihrem Gehalt her humanitären Charakters. Sie sind die Zuwendung zum Nächsten, der in Not und Gefahr ist oder kommen kann.

4 Der medizinische Katastrophenschutz in der Schweiz

(J. L. Bircher)

Einleitung

Wenn wir die Zeitung öffnen, finden wir fast täglich Meldungen über Katastrophen. Auch wenn der Begriff „Katastrophe" dabei sicher mißbraucht wird, ist jährlich mit 10 großen Naturkatastrophen zu rechnen, und die hochentwickelte Technik und Wirtschaft schafft zusätzliche vielfältige Gefahren. Betrachten wir dazu einen möglichen Krieg als die größte mögliche Katastrophe – und in der Schweiz tun wir dies –, so sollte jeder Arzt, aber nach Möglichkeit auch der Laie, die spezifischen Probleme der Katastrophenmedizin im entsprechenden Rahmen kennen.

Wir alle als Ärzte haben uns mit dem Entscheid, uns dem Arztberuf zuzuwenden, entschlossen, dem hilfsbedürftigen oder kranken Menschen beizustehen, und mit dem hippokratischen Eid bei der Promotion zum Doktor der Medizin haben wir dies feierlich versprochen. Um aber für die medizinische Katastrophenhilfe gewappnet zu sein, ist ein Umdenken von der heute hochentwickelten Individualmedizin in die Belange der Massenmedizin erforderlich. Bei einem Massenanfall von Katastrophenopfern herrscht Hilflosigkeit bei den Betroffenen und damit Verzögerung, Dekompensation, Panik, Epidemiegefahr. Gegenüber dem Unfall, wo wir unter Einsatz fast unbeschränkter Mittel einige wenige zu retten haben, sind ungezählte Massen zu retten. Um diesen ein Überleben zu ermöglichen, tritt die Triage oder Sichtung mit der Festlegung von Transport- und Behandlungsdringlichkeiten, Behandlung auf verschiedenen Stufen und Behandlung mit beschränkten und einfachen Mitteln an die Stelle der üblichen Spitzenmedizin.

Ausbildung in Katastrophenmedizin

Obligatorische Ausbildung

Laien: Seit dem 1. März 1977 ist in der Schweiz die Absolvierung eines Nothelferkurses zur Erlangung des Lernfahrauseises für den Führerschein zum Autofahren obligatorisch. Der Teilnehmer wird hier in einem 10-stündigen Kurs in die Maßnahmen der Ersten Hilfe eingeführt. Bis heute haben über eine Million Einwohner diese Kurse besucht.

Die wehrdienstpflichtigen Schweizer Männer erhalten dazu in der Grundausbildung zusätzlich Instruktionen in Kameradenhilfe, während nicht wehrdienstpflichtige Arbeitsfähige im Zivilschutz Verwendung finden und dort in der Grundausbildung ebenfalls in Erster Hilfe geschult werden.

Ärzte: Vor 10 Jahren haben unsere medizinischen Fakultäten mit Kursen in Katastrophenmedizin begonnen. Diese haben bis heute ein hohes Niveau erreicht. Per Ende dieses Jahres sind sie mit der neuen eidgenössischen Prüfungsverordnung obligatorisch erklärt worden. Somit werden heute alle Medizinstudenten und -studentinnen erreicht.

In der Armee erhalten die angehenden Militärärzte in der Offiziersschule und in den jährlichen Übungen zusätzliche Kenntnisse, wobei rund 75% der Ärzte in diesem Alter wehrdienstpflichtig sind.

Im Zivilschutz, wo die nicht wehrdiensttauglichen Ärzte erfaßt werden, sind 4 Kurse vorgesehen, nämlich:

Einführungskurse für Ärzte (mit dem zivilschutzeigenen Material) und Triageübung
Kurs für Katastrophenmedizin
„Chirurgie" (Notmaßnahmen des Nicht-Chirurgen)
Reanimation und Anästesie (Schockbehandlung, Herzmassage, einfache Anästhesie für erste ärztliche Hilfe)

In Pflichtdiensten werden somit die Ärzte instruiert (annähernd 100%), da jeder *arbeitsfähige* Arzt, wenn er aus gesundheitlichen Gründen nicht wehrdiensttauglich zivilschutzpflichtig ist. Die Ärztinnen werden aber nicht erfaßt, da sie in Armee oder Zivilschutz nur freiwillig mitmachen können und dies von 4000 nur wenige hundert tun.

Freiwillige Ausbildung

Laien: Ähnlich wie in der Bundesrepublik Deutschland befassen sich in der Schweiz ca. 60 000 aktive Samariter mit Erste Hilfe-Maßnahmen. Zahlenmäßig weniger bedeutend sind Militärsanitätsvereine und Sektionen der Schweizerischen Lebensrettungsgesellschaft, die ähnliche Programme anbieten.

Ärzte: Kantonale Ärztegesellschaften befassen sich immer häufiger mit dem Thema „Katastrophenmedizin", So fand 1978 ein solcher Kurs im Tessin

Tabelle 1. Rahmenprogramm für die Kurse in Katastrophenmedizin der Universitäten, des Zivilschutzes und der medizinischen Standesorganisationen

- Schock + Reanimation
- Wundbehandlung + Fixation
- Gefährdung durch radioaktiven Ausfall
- Angst- und Schreckreaktionen
- Epidemiegefahr + Epidemien
- Triageübung
- Mittel zur Katastrophenhilfe
- Fallbeispiel Katastrophensituation

statt und für dieses Jahr ist ein Kurs im Kanton Luzern geplant. Sie stoßen auf großes Interesse und werden gut besucht (Tabelle 1).

An Hilfsorganisationen, die wertvolle Mittel bereithalten, sind bei den freiwilligen u. a. die Schweizer Rettungsflugwacht und die kynologischen Vereine zu erwähnen; letztere vor allem wegen der Ausbildung von Lawinen- und Katstrophenhunden, welche gerade im Friaul anläßlich des Erdbebens ihre weltweit anerkannte erste Bewährung zeigten.

Katastrophenhilfe im Frieden

Wie in der Bundesrepublik Deutschland die Länder, so sind für die Vorbereitungen der Katastrophenhilfe im Frieden in der Schweiz die Kantone verantwortlich, da Polizei, Feuerwehr, öffentliches Gesundheitswesen und Ambulanzdienste in ihren Verantwortungsbereichen gehören. Diese Dienste sind es, die in erster Linie die Einsatzbereitschaft rund um die Uhr gewährleisten. Zusätzlich kann jederzeit durch einen von einer Kastrophe betroffenen Kanton (oder eine Gemeinde) der Zivilschutz gemäß gesetzlicher Grundlage angefordert werden. Die einzelne Orts-Schutzorganisation mit Stab und Formationen (Pionier- und Brandschutzdienst, Sanitätsdienst u. a. m.) umfaßt ca. 8% der Einwohner. Da sie als Milizorganisation nach einem Aufgebot bis zur Einsatzbereitschaft einige Stunden braucht, eignet sie sich zur Verstärkung und Ablösung der primär eingesetzten Helfer. Ihr Vorteil liegt in der klar festgelegten Organisation und dem genormten Material. Die sanitätsdienstlichen Anlagen, auf die wir später noch kurz zu sprechen kommen werden, können bei einem Massenanfall von Patienten zur Entlastung der Spitäler von großem Nutzen sein.

Katastrophenhilfe im Verteidigungsfall

Der eben erwähnte Zivilschutz wird im Kriegsfall mit der Armee aufgeboten und stellt dann für die medizinische Hilfe im Rahmen des *koordinierten Sanitätsdienstes* einen Partner dar. Wichtigster Partner ist das öffentliche Gesundheitswesen, während die Armee durch den Betrieb von Militärspitälern das Bettenangebot vergrößert.

Der koordinierte Sanitätsdienst. Im Bereich des Bundesrates über die Sicherheitspolitik der Schweiz vom 27. Juni 1973 werden u. a. die Maßnahmen zur Verteidigungsbereitschaft im Rahmen der Gesamtverteidigung festgelegt. Dabei wurde auch die Koordination der Dienste, insbesondere des Sanitätsdienstes gefordert. Dem vorgenannten Bericht und einem Zwischenbericht zur Sicherheitspolitik vom 3. Dezember 1979 hat das Parlament mit großer Mehrheit zugestimmt.

Ab 1976 ist die Realisierung des koordinierten Sanitätsdienstes eingeleitet worden und hat mit der Zustimmung zum Konzept im Jahre 1981 durch alle Kantone seine Endphase erreicht. Durch die Aufteilung der Schweiz in 200 sanitätsdienstliche Räume wird erreicht, daß sämtliche Patienten möglichst rasch nutzbringende Hilfe erhalten. Vorbedingung dazu war die klare Definition des Patienten, nämlich:

Der Begriff „Patient" umfaßt alle verwundeten und kranken Militär- und Zivilpersonen, beiderlei Geschlechts, jeden Alters und aller Nationalitäten.

Damit stehen sämtliche Einrichtungen aller Partner jedermann offen, soweit er medizinischer Hilfe bedarf.

Bauten. Die bauliche Infrastruktur bilden einerseits die geschützten sanitätsdienstlichen Einrichtungen des Zivilschutzes und der zivilen Behörden, die gemäß den 1971 ausgearbeiteten Dispositiven von den Kantonen erstellt werden, und andererseits die Militärspitäler.

Die zivilen Behörden müssen im Rahmen des Bundesgesetzes über bauliche Maßnahmen im Zivilschutz vom 4. Oktober 1963 und gemäß kantonalen Dispositiven im Rahmen der Spitalbauprogramme geschützte Operationsstellen errichten. Eine solche verfügt über 248 Liegestellen, 2 Operationstische und die notwendige Infrastruktur für Patienten und Personal. Diese Bauten werden gemäß technischen Weisungen des Bundesamtes für Zivilschutz errichtet und kosten ungefähr 5 Millionen SFr, also 20 000 SFr pro Liegestelle. Sie werden vom Bund je nach Finanzkraft der Kantone mit 45–55% subventioniert, während den Rest die Kantone tragen.

Nach denselben kantonalen Dispositiven erstellt der Zivilschutz:

Sanitätshilfsstellen mit 128 Liegestellen und 1 Operationstisch
Sanitätsposten mit 32 Liegestellen als sanitätsdienstliche Zwischenstufe für die Erstversorgung (Tabelle 2).

Der Armeesanitätsdienst stellt auf der Zwischenstufe durch Hilfsstellen im Rahmen der Bataillone und Abteilungen die Erstversorgung sicher, während Militärspitäler analog den geschützten Operationsstellen der Spitäler die Basisversorgung gestatten.

Dies ergibt für die ganze Schweiz – der Zivilschutz *muß* für 2% der Bevölkerung sanitätsdienstliche Liegestellen vorbereiten – 150 000 Patientenplätze im Rahmen der kantonalen Sanitätsdispositive (Tabelle 3).

Bis heute wurden für den Aufbau des Zivilschutzes über 4 Milliarden SFr investiert. Damit wurden neben den vielen anderen Bauten 6,3 Millionen Schutzplätze erstellt, während wir bei den sanitätsdienstlichen Anlagen über etwas mehr als die Hälfte verfügen.

Material. Für das Material ist jeder Partner für sich selbst verantwortlich. Der *Armeesanitätsdienst* verfügt neben dem Sanitätsmaterial der Truppe über Korpsmaterial, um 40 Militärspitäler mit insgesamt 20 000 Betten und 200 Operationstischen zusätzlich auszurüsten und zu betreiben.

Die *Spitäler des öffentlichen Gesundheitswesens* sind verpflichtet, für mehrere Monate Reserven – entsprechend dem Bedarf für Kriegs- und

Tabelle 2. Sanitätsdispositiv des öffentlichen Gesundheitswesens und des Zivilschutzes in geschützten Anlagen (für 2% der Bevölkerung)

	Anlagen	Liegestellen
Operationsstellen	210	48 000
Hilfsstellen	439	55 000
Posten	1 514	47 000
Total		150 000

Tabelle 3. Sanitätsdienstliches Dispositiv: Ist-Zustand im Jahre 1982

	Anlagen	% Soll
GOPS/NS	97	50%
San Hist	279	63%
San Po	717	47%
Total Liegestellen	78 000	52%

Katastrophenbetrieb – bereitzuhalten und der Zivilschutz rüstet alle gebauten Anlagen mit dem notwendigen Material aus. Dies ergibt allein beim Zivilschutz recht erhebliche Mengen, z. B. 75 000 Pakete Medikamente, 750 000 Liter Infusionen, 260 Mio. Liter Sauerstoff, 100 000 Stück Instrumente, 550 000 Injektionsspritzen, 500 Anaesthesieausrüstungen, 1 Mio. Wäschestücke und vieles anderes. Von diesem Material ist heute 70% beschafft und auf die Anlagen verteilt.

Abschließend kann festgestellt werden, daß die für den Verteidigungsfall getroffenen Vorbereitungen die Rettungsbereitschaft für die Friedenskatastrophe maßgeblich beeinflußt hat und zahlreiche Übungen bewiesen, daß heute im Katastrophenfall das Menschenmögliche mit wirksamen Mitteln getan werden könnte. Sicher dürfen wir das alte Sprichwort – übrigens eine der Devisen unseres Zivilschutzes – „Vorbeugen ist besser als heilen" auch für die Vorbereitungen der Katastrophenhilfe verwenden. Möge es aber der Generation im nächsten Jahrtausend beim Rückblick auf unsere Zeit vergönnt sein, daß sich durch die ausbildungsmäßige, personelle und materielle Vorbereitung zur Kastrophenhilfe die eingetretenen Katastrophen optimal meistern ließen.

5 Verantwortung des Arztes im Katastrophenschutz

(K. Vilmar)

Zu den ursprünglichen Aufgaben des Arztes gehört es, Leben zu erhalten, Leiden zu lindern und den Kranken nicht zu schaden. Den sich daraus ergebenden Verpflichtungen und der damit verbundenen Verantwortung kann sich kein Arzt entziehen. Ärztliches Handeln ist unabhängig von den Gründen gefordert, die zur Notwendigkeit der Hilfeleistung für Menschen geführt haben. Die Verpflichtung zum Handeln gilt auch unabhängig davon, ob der Hilfsbedürftige durch eigenes oder fremdes Verschulden in eine Notlage geraten, ob er Opfer von Gewalttätigkeiten gewesen ist oder sich an ihnen beteiligt hat und welcher Art die Gewalteinwirkungen waren. Ärztliches Handeln ist auf die Verhütung, Beseitigung oder mindestens die Linderung der Folgen von gesundheitsschädigenden Einflüssen gerichtet.

In dem Gelöbnis, das der Berufsordnung für die deutschen Ärzte vorangestellt ist, gelobt der Arzt ausdrücklich, er werde bei der Ausübung seiner „ärztlichen Pflichten keinen Unterschied machen weder nach Religion, Nationalität, Rasse, noch nach Parteizugehörigkeit oder sozialer Stellung".

In § 323c des Strafgesetzbuches findet sich die Verpflichtung für jeden – also auch für den Arzt – bei Unglücksfällen Hilfe zu leisten, soweit dies erforderlich und den Umständen nach zumutbar ist. Jeder muß die nach seinen Fähigkeiten und Möglichkeiten beste, die wirksamste Hilfe leisten und er muß sie sofort leisten.

Bei einem Massenanfall hilfsbedürftiger Menschen und unter Katastrophenbedingungen, bei denen die Zahl der Hilfsbedürftigen in einem krassen Mißverhältnis zu der Zahl der zur Hilfe Befähigten stehen kann, kommt es für den Arzt darauf an, möglichst vielen Verletzten und Geschädigten auch mit dann möglicherweise nur begrenzten Mitteln Hilfe zu leisten, ein Überleben zu ermöglichen und gesundheitliche Schäden, soweit es irgend geht, abzuwehren oder zu mindern. Auch unter Katastrophenbedingungen und bei einem Massenanfall hilfsbedürftiger Menschen kann sich kein Arzt dem Auftrag entziehen, Leben zu retten und zu erhalten. Er muß selbst in schwierigen und schwersten Situationen versuchen, möglichst vielen Menschen die unter den gegebenen äußeren Umständen mögliche ärztliche Hilfe zu leisten.

Zweckmäßiges ärztliches Handeln setzt gerade in Notsituationen schon bei der Versorgung eines einzelnen Menschen genaue Kenntnisse, die Vorbereitung aller an der Hilfeleistung beteiligten Personen und die Bereitstellung des benötigten Materials, also eine gute Organisation voraus sowie die Fähigkeit, Prioritäten zu setzen und Entscheidungen darüber zu treffen, was zur Erhaltung des Lebens am dringendsten nötig ist. Das gilt analog auch bei der Versorgung einer Vielzahl Hilfsbedürftiger und in Katastrophenfällen.

Ein Massenanfall von Hilfsbedürftigen oder ein Katastrophenfall überfordert geradezu zwangsläufig die Hilfsmöglichkeiten eines einzelnen Menschen. Es sind daher rechtzeitig entsprechende Vorbereitungen zu treffen. Dazu gehört sowohl die Fortbildung der für Hilfeleistung benötigten Personen, als auch die Vorbereitung der notwendigen Organisation, die Koordination und Kooperation aller beteiligten Personen und Institutionen und die Schaffung der nötigen Rechtsgrundlagen. Mangelt es schon daran, hat allein diese Unterlassung möglicherweise für viele Menschen den sicheren Tod zur Folge, denen mit rechtzeitigen Überlegungen wirksame lebensrettende Hilfe hätte zuteil werden können.

Aus der in der Bundesärzteordnung § 1 niedergelegten Verpflichtung für den Arzt, der Gesundheit des Einzelnen und des gesamten Volkes zu dienen und aus ärztlicher Verantwortung für die gesundheitliche Versorgung der Bevölkerung folgt, daß ärztlicher Sachverstand bei der Beratung der Rechtsgrundlagen ebenso wie bei der Durchführung der vom Gesetzgeber verabschiedeten Gesetze und Verordnungen frühzeitig und in allen Phasen einbezogen werden muß, um wirksam werden zu können. Ärzte und die ärztlichen Selbstverwaltungsorganisationen müssen daher bei der Vorbereitung aller Maßnahmen sowohl im Rahmen des Katastrophenschutzes als auch des Zivilschutzes frühzeitig beteiligt werden. Das gilt für die Analyse von potentiellen Gefahren, die Vermittlung spezieller, wissenschaftlich begründeter Kenntnisse in Notfall- und Katastrophenmedizin durch Aus-, Weiter- und Fortbildung, aber auch für die notwendige ärztliche Aufklärung der Bevölkerung über Möglichkeiten und Grenzen medizinischer und ärztlicher Hilfeleistung.

Auch bei Massenanfall von Hilfsbedürftigen und im Katastrophenfall bilden die vorhandenen Einrichtungen unseres Gesundheitswesens die Grundlage für die gesundheitliche Versorgung der Bevölkerung.

Neben den Rettungsdiensten sind von zentraler Bedeutung die Arztpraxen und die Kassenärztlichen Vereinigungen zur Sicherstellung der ambulanten Versorgung der Bevölkerung, während die stationäre Versorgung in Krankenhäusern und gegebenenfalls in Hilfskrankenhäusern erfolgen muß. Die notwendige Koordination obliegt Rettungsleitstellen nach Maßgabe der Rettungsdienstgesetze der Länder.

In den einzelnen Krankenhäusern sind Alarm- und Einsatzpläne aufzustellen, mit benachbarten Krankenhäusern abzustimmen und fortzuschreiben. Bei Alarm- und Einsatzplänen sind die Unterstützungsmöglichkeiten durch niedergelassene Ärzte und Hilfsorganisationen zu berücksichtigen.

Nach den in einzelnen Bundesländern bereits bestehenden Katastrophenschutzgesetzen sind Katastrophenschutzstäbe zu bilden. Leider fehlen ländergrenzenüberschreitende gesetzliche Regelungen auf Bundesebene für Katastrophenfälle dagegen immer noch. Für die Katastrophenschutzplanung ist im Wissenschaftlichen Beirat der Bundesärztekammer folgende Verfahrensweise erarbeitet worden, die gegebenenfalls durch entsprechende Rechtsgrundlagen noch abgesichert werden muß.

a) Im Katastrophenschutzstab ist in jedem Falle ein qualifizierter Arzt vorzusehen. Es kann sich hierbei um einen Amtsarzt, aber auch um einen Krankenhausarzt handeln.
b) Im Katastrophenschutzplan ist der mögliche Einsatz der bestehenden Gesundheitseinrichtungen einschließlich der niedergelassenen Ärzte und die diesen Einrichtungen zugewiesenen Aufgaben im Katastrophenfall zu verankern.
c) Soweit im Katastrophenschutzplan private Einrichtungen bzw. Personen als Helfer im Katastrophenfall vorgesehen sind, sollte versucht werden, eine Erklärung zur freiwilligen Mitwirkung mit den sich daraus ergebenden Konsequenzen für Einsatzbereitschaft, Fortbildungspflicht und Übungsteilnahme zu erreichen.
d) In regelmäßigen Zeitabständen sind durch die beteiligten Einrichtungen des Gesundheitswesens Übungen für den Katastrophenfall durchzuführen und Fortbildungsveranstaltungen für die vorgesehenen Helfer und Personen anzusetzen.

Zur strafrechtlichen Situation des Arztes im Katastrophenfall hat eine Arbeitsgruppe des Wissenschaftlichen Beirates der Bundesärztekammer folgende Überlegungen angestellt:

In Katastrophensituationen kann sich der Arzt Handlungspflichten gegenüber sehen, denen er häufig nur teilweise nachkommen können wird. Sein Verhalten hat sich dann nach den Grundsätzen des rechtfertigenden Notstandes bzw. der rechtfertigenden Pflichtenkollision zu richten. Bei Handlungspflichten von unterschiedlichem Rang ist zunächst die Höherrangige zu erfüllen. Erscheinen beide Handlungspflichten gleichwertig, so ist der Handelnde gerechtfertigt, wenn er einer nachkommt.

Der Rang der Pflichten richtet sich nach dem gefährdeten Rechtsgut und der Dringlichkeit der Behandlung, gemessen am Grad der Gefahr und den Erfolgsaussichten. Dabei sind medizinische Kriterien maßgebend. Der Arzt muß dem in Lebensgefahr Schwebenden eher helfen als einem Verletzten, der zwar auch dringend der Behandlung bedarf und Schmerzen leidet, dessen Leben aber nicht gefährdet ist. Der Arzt muß in derartigen Situationen sein Bemühen darauf richten, möglichst Vielen zu helfen und Diejenigen vorzuziehen, deren Behandlung nach medizinischen Kriterien am ehesten Erfolg verspricht. Das Maß der ärztlichen Sorgfalt bestimmt sich nach den konkreten Umständen, unter denen der Arzt zu handeln hat. Die Bedingungen des ärztlichen Handelns sind in der Katastrophensituation wesentlich anders als im Normalfall. Angesichts der bedrängten Lage und der Eile, in der der Arzt handeln muß, sind Irrtümer nicht immer auszuschließen. Zu berücksichtigen ist ferner, daß möglicherweise mit geringeren technischen Mitteln gehandelt werden muß und daß bei Überanstrengung und Übermüdung in lang andauerndem Einsatz die Leistungsfähigkeit nachläßt.

Weil in einem Katastrophenfall wegen des Massenanfalles von Opfern und der begrenzten Zahl der zur Verfügung stehenden Ärzte nicht jeder Hilfsbedürftige sofort durch einen Arzt versorgt werden kann, müssen Helfer aus anderen Heilberufen oder Heilhilfsberufen oder Laienhelfer mit nur begrenzten medizinischen Kenntnissen und Erfahrungen mit zur Hilfe herangezogen werden.

Die gleiche Arbeitsgruppe des Wissenschaftlichen Beirates der Bundesärztekammer hat dazu u. a. folgendes ausgeführt: „Im Katastrophenfall ist jeder zur Hilfeleistung verpflichtet. Wirksame medizinische Hilfe kann dem Katastrophenopfer aber nur der leisten, der für solche Hilfeleistungen speziell ausgebildet ist. Dazu kann im Einzelfall schon die Laienausbildung in Erster Hilfe genügen; andererseits gibt es aber Katastrophensituationen, in denen auch der Arzt überfordert ist, wenn er keine speziellen katastrophenmedizinischen Kenntnisse und Erfahrungen besitzt, oder die zur Hilfe erforderlichen Instrumente und Medikamente nicht zur Verfügung hat.

Der Einsatz von Ärzten, Angehörigen anderer Heilberufe, Heilhilfsberufe oder Laienhelfer muß daher im Katastrophenfall nach Möglichkeit durch einen in der Katastrophenmedizin erfahrenen Arzt als fachlichen Einsatzleiter so erfolgen, daß jeder die ihm nach seinen Kenntnissen und Erfahrungen mögliche Hilfe leisten kann.

Dabei ist jeder Katastrophenhelfer zur Hilfeleistung im erforderlichen Umfang und im Rahmen seiner persönlichen Kenntnisse und Fähigkeiten berechtigt und verpflichtet. Die Einschränkungen aus der gesetzlichen Regelung über die Erlaubnis zur Ausübung der Heilkunde gelten nicht, wenn erforderliche ärztliche Hilfe nicht rechtzeitig zur Verfügung steht. Der Katastrophenhelfer muß seine Entscheidung oft eigenverantwortlich treffen ohne Rücksprache mit einem Arzt nehmen zu können. Der Haftungsmaßstab ist auf die nach den persönlichen Kenntnissen und Fähigkeiten und den konkreten Umständen ihm mögliche Sorgfalt reduziert. Zur Gewährleistung einer wirksamen Katastrophenhilfe ist es erforderlich, die Katastrophenhelfer insbesondere in den Maßnahmen auszubilden, die der Überbrückung lebensbedrohlicher Zustände dienen." Soweit diese Arbeitsgruppe, die insbesondere für lebensrettende Sofortmaßnahmen auch Nicht-Ärzten eine Notkompetenz zubilligt.

Ausführlich wurden in einer besonderen Arbeitsgruppe des Wissenschaftlichen Beirates der Bundesärztekammer auch die ethischen Grundlagen der Katastrophenmedizin unter wesentlicher Mitwirkung des Moraltheologen Prof. Dr. Böckle aus Bonn erörtert. Als Ergebnis wurde vor allem folgendes festgestellt:

„Im Katastrophenfall sieht sich der Arzt mit dem Leid einer Vielzahl von Hilfsbedürftigen konfrontiert. Er kann nicht allen gleichzeitig beistehen, sondern muß in Verantwortung für das Wohl aller Betroffenen Entscheidungen über die Dringlichkeit seiner Hilfeleistungen im Einzelfall unter Berücksichtigung ihrer Erfolgsaussichten treffen.

Die Katastrophenmedizin muß daher von der Annahme ausgehen, daß zur Bewältigung eines Massenanfalles an Hilfsbedürftigen keine ausreichende ärztliche und technisch-medizinische Hilfe zur Verfügung steht. Die sofortige umfassende medizinische Versorgung eines jeden Einzelnen kann nicht mehr gewährleistet werden. Diese außergewöhnliche Situation zwingt die verfügbaren Kräfte und Mittel zur bestmöglichen Versorgung möglichst Vieler einzusetzen. Dazu ist die Festlegung von Dringlichkeitskategorien und innerhalb einer Kategorie von Dringlichkeitsreihenfolgen unumgänglich. Bei seinen Entscheidungen hat der Arzt allein von medizinischen Kriterien auszugehen."

Daraus ergibt sich die ethische Grundlage für die bei einem Massenanfall lebensbedrohter Patienten unumgänglich notwendige Sichtung mit der Festlegung von Prioritäten. Die Sichtung sollte immer den dienstältesten und erfahrensten Ärzten wegen der besonderen Aufgabenstellung und der herausragenden Verantwortung obliegen. Die Zuordnung nach Dringlichkeitsstufen ist trotzdem immer nur als vorläufig anzusehen, sie muß ständig überprüft und auf jeder weiteren Behandlungsebene erneut durchgeführt werden. Der Vorwurf, „Sichtung" diene der Kriegsmedizin oder sei sogar der „Selektion" in Konzentrationslagern vergleichbar, ist ebenso unbegründet wie bösartig. Denn dem Problem der Sichtung und der Entscheidung, wem zuerst geholfen werden muß, steht ein Arzt schon dann gegenüber, wenn er allein mehrere Verletzte, z. B. bei einem Verkehrsunfall, versorgen muß.

Bei einem Massenanfall von Verletzten sind zur Festlegung von Prioritäten darüber hinaus Kenntnisse über die Transport- und Behandlungsmöglichkeiten außerhalb des Katastrophenraumes nötig.

Zu ärztlichen Aufgaben im Rahmen des Katastrophenschutzes gehören aber auch präventive Maßnahmen, wie z. B. im Bereich der Hygiene oder der Vermeidung von Panikreaktionen.

Massenunfälle und Katastrophen hat es leider seit Menschengedenken immer wieder gegeben; sie sind auch in Zukunft trotz aller Bemühungen nicht mit absoluter Sicherheit zu vermeiden. Es gilt also, sich darauf vorzubereiten. Selbstverständlich gibt es auch unter Katastrophenbedingungen Grenzen ärztlicher Hilfsmöglichkeiten. Das gilt für alle denkbaren Katastrophen und selbstverständlich auch für kriegerische Auseinandersetzungen sowohl durch biologische, chemische wie durch „konventionelle" Kampfmittel und in besonderem Maße natürlich für nukleare Auseinandersetzungen. Es wäre in hohem Maße leichtfertig, wenn Politiker und Militärs auf diesen Gebieten Risiken eingehen sollten in der Hoffnung, es könnten dann von Ärzten die Folgen politischer Spekulationen oder Fehlentscheidungen dadurch beseitigt werden, daß all denen wirksam geholfen werden könne, die der Einwirkung derartiger Waffen oder sogar von Atomwaffen ausgesetzt waren. Die Verantwortung des Arztes im Katastrophenschutz gebietet ebenso wie in der Vergangenheit, auch in Zukunft darauf immer wieder hinzuweisen.

Dennoch bleibt Vorbereitung auf Katastrophenfälle aus ethischen Gründen für den Arzt Verpflichtung. Sie ist ein Akt der Humanität und hat nichts mit der Vorbereitung kriegerischer oder atomarer Auseinandersetzungen zu tun. Die Verweigerung der Fortbildung in Katastrophenmedizin mit der Begründung, damit Kriege vermeiden zu können, ist ebenso unsinnig wie wenn man durch die Beseitigung von Schwimmwesten Schiffskatastrophen vermeiden wollte.

Der Arzt wird seiner Verantwortung im Katastrophenschutz nur gerecht, wenn er vor den Folgen gewalttätiger Auseinandersetzungen ebenso intensiv warnt, wie er seiner Pflicht zur Fortbildung in Katastrophenmedizin nachkommt. Die Unterlassung von beidem dagegen wäre zutiefst inhuman und widerspräche ethischen Grundnormen ärztlichen Handelns.

6 Juristische Aspekte zur Katastrophenmedizin
(W. Weißauer)

Wer sich über die juristischen Aspekte der Katastrophenmedizin informieren will, sucht zunächst nach ihren Rechtsgrundlagen in den positivrechtlichen Regelungen, also in den Gesetzen und Rechtsverordnungen – und ist enttäuscht.

Die Katastrophenschutzgesetze der Länder

Die Gesetzgebungszuständigkeit für den friedensmäßigen Katastrophenschutz liegt bei den Ländern. Die Katastrophenschutzgesetze der Länder, das erste wurde, wenn ich recht sehe, am 31. Juli 1970 in Bayern erlassen, sind nach Inhalt und Zielsetzung reine Organisationsgesetze [1].

Sie bestimmen die für den Katastrophenschutz zuständigen Behörden und verpflichten sie, Katastrophen vorzubeugen, Katastrophen zu bekämpfen und ihre Bekämpfung vorzubereiten. Zu diesen Aufgaben gehört u. a. das Anlegen von Katastrophenschutzplänen, das Abhalten von Katastrophenschutzübungen, die Einsatzleitung bei Katastropheneinsätzen und die Verpflichtung von Behörden, Gemeinden, Organisationen und Verbänden, aber auch von Einzelpersonen zur Mitwirkung am Katastrophenschutz [2].

Die Katastrophenschutzpläne werden sich auf die Planung des ärztlichen Einsatzes im ambulanten und stationären Bereich zu erstrecken haben, auch dies aber lediglich im Sinne der Bereitstellung des Personalbedarfs und des Bedarfs an sachlichen Mitteln.

Das Katastrophenschutzgesetz von Rheinland-Pfalz verpflichtet darüber hinaus in seinem § 24, die Angehörigen der Heil- und Heilhilfsberufe

---

[1] Baden-Württemberg: G v. 24.4.1979, GBl 189; Bayern: G v. 31.7.1970, GVBl 360/456; Berlin: VO v. 25.3.1974, GVBl 683; Bremen: G v. 17.9.1979, GBl 361; Hamburg: G v. 16.1.1978, GVBl 31; Hessen: G v. 12.7.1978, GBl I, 487; Niedersachsen: G v. 8.3.1978, GVBl 243; Nordrhein-Westfalen: G v. 20.12.1977, GVNW 492; Rheinland-Pfalz: G v. 2.11.1981, GVBl 247; Saarland: G v. 31.1.1979, ABl 141

[2] Vgl. Narr, Katastrophenschutz: Wie sehen die gesetzlichen Grundlagen wirklich aus? Notfallmedizin 8: 19 (1982); Stordeur, BayÄBl. 3: 194 (1982)

sich im Rahmen der allgemeinen Hilfe und des Katastrophenschutzes fortzubilden, an Einsätzen, Übungen, Lehrgängen oder sonstigen Ausbildungsveranstaltungen teilzunehmen und den dort ergangenen Weisungen nachzukommen.

Ziehen wir ein erstes Fazit, so geben die Katastrophenschutzgesetze der Länder eine Rechtsgrundlage für die Bereitstellung und den Einsatz der für die medizinische Versorgung benötigten Ärzte und Helfer sowie der Hilfsmittel, wobei zweifelhaft sein kann, ob die vorgesehenen Verpflichtungen zur Mitwirkung am Katastrophenschutzdienst ausreichen, um die medizinische Versorgung sicherzustellen. Über die katastrophenmedizinische Versorgung, ihre Aufgaben und Methoden, sagen die Landesgesetze dagegen nichts Näheres aus.

Die Gesetzgebung des Bundes

Der Bund, dem die Gesetzgebungskompetenz für den Katastrophenschutz im Verteidigungsfall zusteht, bestimmt in seinem Gesetz über die Erweiterung des Katastrophenschutzes vom 9.7.1968, daß die für den friedensmäßigen Katastrophenschutz vorhandenen Einheiten und Einrichtungen ihre Aufgaben auch im Verteidigungsfall wahrnehmen. Das Bundesgesetz verweist damit für den Verteidigungsfall auf die in den Ländern bereitgestellten Einrichtungen.

Auch der Referentenentwurf eines Gesundheitssicherstellungsgesetzes und der von der CDU/CSU-Fraktion im Bundestag eingebrachte Initiativentwurf eines Gesundheitsschutzgesetzes – Drucksache 9/1448 – sind ihrer Zielsetzung nach Organisationsgesetze[3]. Sie sollen die Rechtsgrundlage zur Deckung des personellen Bedarfs im öffentlichen und privaten Gesundheitswesen im Rahmen des Zivilschutzes schaffen, also die personellen und sachlichen Voraussetzungen auch für eine funktionierende katastrophenmedizinische Versorgung.

Begriffsbestimmung

Da es sonach keine spezifische gesetzliche Regelung für die Katastrophenmedizin gibt, möchte ich versuchen, diesen Begriff näher zu bestimmen, um dann anhand der wesentlichen Begriffselemente die rechtlichen Einbindungen zu finden.

---

3 BT-Drucks. 9/1448; vgl. dazu Narr, aaO, S. 22; BÄBl. 45:2111 ff. (1981)

Zugeschnitten auf den hier ausschließlich interessierenden Aspekt der gesundheitlichen Betreuung läßt sich die Katastrophe definieren als

allgemeiner Not- oder Unglücksfall, der Menschen in einer so großen Zahl gesundheitlich schädigt oder gefährdet, daß die örtlich verfügbaren Mittel für ihre Versorgung nicht ausreichen.

Die Katastrophenmedizin kann daran anschließend definiert werden als Lehre und Praxis von der Planung, Organisation und Durchführung der medizinischen Versorgung in Katastrophenfällen.

Ziehen wir die äußeren Umstände und die hier medizinisch indizierten Behandlungsmethoden in Betracht, so ist die Katastrophenmedizin

eine Notfallmedizin unter der erschwerenden Voraussetzung, daß wegen des Massenanfalls an Verletzten oder Kranken ein Mißverhältnis zwischen Hilfebedürfnis und Hilfemöglichkeiten besteht [4].

Prinzipien der medizinischen Versorgung

Soll – bezogen auf die Gesamtheit der Katastrophenopfer – mit den verfügbaren Mitteln ein Optimum an medizinischer Hilfe erreicht werden, so ist es unerläßlich

– vom sonst geltenden Präventionsprinzip abzugehen und zunächst im Rahmen der Triage die Katastrophenopfer in Gruppen und Dringlichkeitsstufen für die Behandlung an Ort und Stelle oder für den Abtransport einzuteilen und dann
– die Notfallbehandlung des Einzelnen nach den spezifischen Methoden einer Massenmedizin durchzuführen, also unter bewußtem Verzicht auf eine optimale individualmedizinische Versorgung.

Wenden wir uns der rechtlichen Bewertung dieses Konzepts zu, so kann nicht zweifelhaft sein, daß die Katastrophe ein Unglücksfall im Sinne des § 323c des Strafgesetzbuchs ist, der jeden – und nicht nur den Arzt – verpflichtet, im Rahmen des Zumutbaren den Verletzten oder Kranken die beste, die wirksamste Hilfe zu leisten, zu der er nach seinen persönlichen Kenntnissen und Fähigkeiten imstande ist, und diese Hilfe sofort zu leisten. Wer sich dieser Pflicht vorsätzlich entzieht, macht sich wegen unterlassener Hilfeleistung strafbar.

Da im Katastrophenfall nicht alle Opfer gleichzeitig und gleichwertig versorgt werden können, muß als beste, als wirksamste Hilfe im Sinne des

[4] Vgl. dazu auch Lanz, Notfallmedizin 8:9 (1982)

§ 323 c StGB diejenige medizinische Versorgung gelten, die in Abwägung der Gesamtsituation ein Optimum an Gefahrenabwehr für *alle* leistet. Die Notwendigkeit und Dringlichkeit der Behandlung einerseits und ihre Erfolgsaussichten andererseits sind danach die Kriterien, anhand derer sich die Priorität der Hilfeleistung für den Einzelnen im Sinne der Triage und ihre Begrenzung auf das unbedingt Erforderlich auch aus rechtlicher Sicht bemißt.

Nichts anderes kann wohl auch dann gelten, wenn der am Katastropheneinsatz Mitwirkende – etwa auf Grund seiner besonderen Einsatzverpflichtung, ähnlich wie der Notarzt und der Notfallarzt – gegenüber den Katastrophenopfern eine Garantenstellung hat. Die Pflichten aus dieser Garantenstellung gegenüber dem einzelnen Hilfsbedürftigen sind mit dem Blick auf die Gesamtsituation zu bestimmen und damit nach den skizzierten Grundsätzen von vorneherein im Sinne einer Prioritätenfolge zu limitieren. Es bedarf auf der Grundlage dieser rechtlichen Beurteilung m. E. keiner schwierigen und umständlichen juristischen Konstruktionen, um die Triage gegenüber demjenigen, dessen Behandlung zurückgestellt wird, mit der Pflichtenkollision zu rechtfertigen[5].

Über das Ergebnis wird es unter Juristen hier wohl keine Meinungsverschiedenheiten geben. Die nähere rechtliche Begründung ist für den Arzt und seine Helfer angesichts der Katastrophensituation ein Glasperlenspiel im elfenbeinernen Turm juristischer Dogmatik.

Die ärztliche Sorgfaltspflicht

Wenn ich den Verzicht auf die optimale Individualversorgung erwähnte, so meine ich damit die bewußte Begrenzung der Hilfeleistung auf das unbedingt Nötige zugunsten einer Versorgung anderer dringlicher Fälle und nicht den Verzicht auf die auch in dieser Situation erforderliche Sorgfalt bei der Durchführung der medizinischen Versorgung. Die Gefahr von Fehlent-

---

5 Sieht sich der Arzt im Not- oder Katastrophenfall einer Vielzahl von Verletzten gegenüber, bedarf die erforderliche Triage im Hinblick auf all die Verletzten, deren Behandlung zurückgestellt werden muß, keines besonderen Rechtfertigungsgrundes (Notstand, rechtfertigende Pflichtenkollision); vielmehr wird bereits die *Handlungspflicht* durch die zur Verfügung stehenden Mittel und Möglichkeiten begrenzt (vgl. Sch.-Schröder-Cramer, StGB, 21. Aufl., Anm. 19 zu § 323 c sowie Stree, Anm. 141 vor § 13). Der Arzt verletzt also mit der Triage nach dem allgemeinen strafrechtlichen Grundsatz des „ultra posse nemo obligatur" keine Behandlungspflichten gegenüber den Zurückgestellten; er erfüllt vielmehr, wenn er im Rahmen der Triage das ihm Mögliche tut, die Verpflichtung, die er von Rechts wegen hat.

scheidungen, sei es bei der Behandlung oder schon bei der Triage liegt freilich beim Katastropheneinsatz nahe. Erleidet dadurch der Patient einen Schaden an Leib oder Leben, so haftet der dafür Verantwortliche zivil- und strafrechtlich, wenn ihn ein Verschulden trifft. Selbst leichte Fahrlässigkeit genügt dafür nach unserer Rechtsordnung.

Bei der Prüfung, ob den Arzt oder seine Helfer ein Verschulden trifft, ist jedoch von der konkreten Situation auszugehen, in der sie zu handeln hatten. Daß an eine Notfallbehandlung, zudem unter den Voraussetzungen eines Katastropheneinsatzes, ganz andere Maßstäbe anzulegen sind als an eine geplante, versteht sich von selbst.

Geht es um ein Strafverfahren wegen eines schuldhaften Behandlungsfehlers, so setzt eine Verurteilung zudem einen individuellen Schuldvorwurf voraus. Es hat hier also nicht nur darauf anzukommen, ob der Arzt (oder sein Helfer) die in der konkreten Situation erforderliche Sorgfalt außer acht gelassen haben, sondern auch noch darauf, ob sie nach ihren persönlichen Kenntnissen und Fähigkeiten imstande waren, diese Sorgfalt zu wahren.

Im allgemeinen muß der Arzt, der eine Behandlung übernimmt, der er nach seinen Kenntnissen und Erfahrungen nicht gewachsen ist, bei einem Behandlungsfehler mit dem Vorwurf rechnen, er hätte diese Aufgabe nicht übernehmen dürfen. Ein solches Übernahmeverschulden scheidet aber für den Arzt aus, der in einem Katastrophenfall auf Grund seiner allgemeinen Hilfeleistungsplicht an der medizinischen Versorgung mitwirkt, ohne spezifische notfallmedizinische Kenntnisse und Erfahrungen zu besitzen, oder der zu einem solchen Einsatz durch Anordnung der dafür zuständigen Behörden herangezogen wird.

Rein rechtlich steht der Arzt zwar zwischen Scylla und Charybdis. Unterläßt er es, die beste, die wirksamste Hilfe zu leisten, so droht ihm eine Bestrafung wegen unterlassener Hilfeleistung. Bemüht er sich aber zu helfen und tut er das Falsche, so muß er u. U. mit einem zivilrechtlichen Schadensersatzanspruch und/oder mit einem Strafverfahren wegen fahrlässiger Körperverletzung oder fahrlässiger Tötung rechnen.

In der Praxis gibt es aber offenbar kaum Zivilprozesse und Strafverfahren gegen Ärzte, die sich in Notfällen bemüht haben zu helfen, dabei jedoch das Falsche getan haben. Ich darf mir deshalb ersparen, auf die schwierigen Detailfragen einzugehen, ob und inwieweit der Arzt und seine Helfer selbst oder Dritte bei Katastropheneinsätzen für etwaige Schäden zivilrechtlich haften, wann hier das Staatshaftungsgesetz eingreift und wie die Haftpflichtversicherung und die Unfallversicherung zu regeln ist, ein Themenkomplex, den wir im Bereich der Notfallmedizin bereits sehr gründlich abgehandelt haben.

Sicherstellung der Aus- und Fortbildung

Sehr viel wichtiger als alle Haftungsprobleme ist die Frage, ob eine systematische katastrophenmedizinische Aus- und Fortbildung der Ärzte und ihrer Helfer sichergestellt ist. Klare rechtliche Grundlagen gibt es dafür bisher nur im Katastrophenschutzgesetz von Rheinland-Pfalz. Was nützt es letztlich, wenn gesetzlich zwar Einsatzverpflichtungen normiert werden, der zur Mitwirkung Verpflichtete aber nicht die erforderlichen notfallmedizinischen Kenntnisse und Erfahrungen besitzt, ganz zu schweigen von den spezifischen der Massenmedizin.

Eine gewisse Skepsis scheint mir hier um so eher am Platze, als noch nicht einmal die Fortbildungspflicht für den Bereich der Notfallmedizin eindeutig rechtlich geregelt ist. Der Unterschied zwischen dem Notfallarzt und dem Notarzt, der allein nach unseren gegenwärtigen Vorstellungen über spezifische notfallmedizinische Kenntnisse und Erfahrungen verfügen muß, ist bekannt. Es ist selbst noch zwischen den Kassenärztlichen Vereinigungen streitig, ob der Sicherstellungsauftrag sich auch auf den Notarztdienst bezieht oder ob dieser eine originäre Aufgabe der Krankenhäuser ist.

Ich habe stets – und in Bayern mit Erfolg – für den Sicherstellungsauftrag plädiert. Schon bei der normalen notfallmedizinischen Versorgung sind die schlimmsten Engpässe in der Rettungskette offenbar nicht selten die Notfallambulanzen der Krankenhäuser. Bei der katastrophenmedizinischen Versorgung wird man jeden Krankenhausarzt im Krankenhaus brauchen. Es erscheint deshalb notwendig, in möglichst weitem Umfang die niedergelassenen Ärzte notfallmedizinisch fortzubilden und darüber hinaus auch schon in der ärztlichen Ausbildung sehr viel mehr für diesen Bereich zu tun.

Die Notkompetenz der Helfer

Nun möchte ich noch kurz einen letzten Problembereich ansprechen, den der Rechtsstellung der Helfer des Arztes und ihrer Aufgaben im Katastropheneinsatz. Wir kennen diesen Problembereich von der Diskussion um den Einsatz des Rettungssanitäters.

Über folgendes Konzept sollte es heute eigentlich keinen Meinungsstreit mehr geben:

Die Ausübung der Heilkunde ist dem Arzt vorbehalten. Er allein hat die Diagnose zu stellen und die therapeutischen Entscheidungen zu treffen. Delegieren kann er auf nichtärztliche Mitarbeiter nur die Durchführung ärztlich angeordneter Maßnahmen.

Eine Ausnahme von diesem Grundsatz gilt dort, wo medizinische Hilfe dringlich ist, ein Arzt aber nicht rechtzeitig erreicht werden kann. Hier darf und muß der auf sich allein gestellte Helfer des Arztes alle seine Kenntnisse und Erfahrungen einsetzen, also auch Entscheidungen treffen, die sonst dem Arzt vorbehalten sind. Die im Strafgesetzbuch normierte allgemeine Hilfeleistungspflicht geht dem Verbot des Heilpraktikergesetzes vor.

Wenn ich meinen Beitrag mit dem Blick auf die Rechtsvorschriften begonnen und mit der Erörterung einer von vielen Detailfragen beende, so möchte ich doch nicht dahin verstanden werden, daß ich weiteren Aktivitäten des Gesetzgebers auf dem Gebiet der Katastrophenmedizin eine überragende Bedeutung beimessen würde. Humanitäres Engagement, das in Katastrophenfällen das eigentliche Agens und Movens ist, entsteht aus der Privatinitiative und nicht aus Gesetzesgeboten und bürokratischer Anordnung.

7 Massenanfall – Sichtung
(G. Heberer, L. Sunder-Plassmann)

Ein Massenanfall Schwerverletzter kann die verantwortlichen Ärzte vor eine schwierige, ja zunächst aussichtslose Situation stellen. Denn Massenanfall bedeutet, daß erlernte Grundsätze der täglich praktizierten Individualmedizin ihre Gültigkeit verlieren und Richtlinien der Katastrophenmedizin beziehungsweise der massenmedizinischen Versorgung an ihre Stelle treten [5].

Nur solche Ärzte können im Katastrophenfall bestehen, die die erforderliche Umstellung im ärztlichen Denken und Handeln rasch vollziehen können – nach einem bereitstehenden Konzept, das die ungewohnten Abläufe der Massenmedizin und Sichtung klar umreißt. Mag es sich bei dem auslösenden Ereignis „nur" um einen größeren Unglücksfall handeln oder bereits um eine Katastrophe, die den Einsatz von Einrichtungen des Katastrophenschutzes erfordert [8] – dem Arzt hilft diese Unterscheidung in keiner Weise weiter: Er ist in *jedem* Fall zum sofortigen Handeln gezwungen. Die absolute Pflicht zur Hilfeleistung erfordert allerdings im Spezialfall des Massenanfalls Schwerverletzter eine ganz besondere Ausbildung und Erfahrung.

Ein großes Verdienst aller im Rettungswesen tätigen Organisationen und Verbände besteht darin, daß die allseits bekannte Rettungskette, die ein Schwerverletzter vom Unfallort bis zur endgültigen Versorgung durchläuft, heute auf einem technischen Standard ist wie nie zuvor. Modernst ausgerüstete Notarztwagen dienen als stationäre Behandlungseinheit. Ein rascher und schonender Transport wird in der Bundesrepublik von 26 Rettungsleitstellen mit Helikoptern garantiert. Die Zeitdistanz bis zur nächsten Spezialklinik beträgt in der Bundesrepublik nur acht Flugminuten.

Sichtung am Katastrophenort [1, 7]

Alles technische Rüstzeug der Rettungskette ist beim Massenanfall Schwerverletzter nur so gut, wie die Entscheidungen des Arztes an der Unglücksstelle, der das erste Glied dieser Rettungskette darstellt. Bereits unsere Medizinstudenten müssen daher in Zukunft während des klinischen Studienganges hierin noch besser ausgebildet werden. Während man bei einem

Tabelle 1. Triage am Katastrophenort, Prioritäten bei der Sichtung am Katastrophenort: Erste Unterscheidung zwischen *Behandlungs*priorität und *Transport*priorität

1. Dringlichkeit	*Behandlungspriorität*
	Lebensrettende Sorfortmaßnahmen bei:
	Kreislaufstillstand, Atemstörung, Thorakalen Notzuständen, massiven äußeren Blutungen, dekomp. hypovolämischen Schock
2. Dringlichkeit	*Transportpriorität*
	I. Soforttransport vitale Indikation (innerhalb kurzer Zeit irreparable Schäden)
	II. Aufgeschobener Transport Chir. Behandlung ohne dringende Zeitgrenze
	III. Wartefälle Leichtverletzte

alltäglichen Unglücksfall lediglich einen geordneten Ablauf von Erste-Hilfemaßnahmen erwartet, ist beim Massenanfall Schwerverletzter die Situation wesentlich komplizierter: In keinem Fall kann allen Verletzten gleichzeitig geholfen werden, Hauptsache ist: Die Erhaltung des Lebens; erster Schritt ist die Unterscheidung der Dringlichkeit entweder der Sofort*behandlung* oder des Sofort*transportes* – die Triage am Unfallort – die Sichtung – ist daher oberstes Gebot (Tabelle 1). Hierbei sind drei klinische Aspekte von entscheidender Bedeutung:

1. Beurteilung von Art und Schwere der Verletzung;
2. Frühzeitige Erfassung wichtiger Parameter;
3. Ein therapeutischer Stufenplan unter Katastrophenbedingungen.

Praktische Übungen – leider auch Ernstfälle – der letzten Jahre haben gezeigt, daß die Sichtung am Unfallort am besten funktioniert, wenn der erfahrenste, aber auch voll autorisierte Arzt am Katastrophenort die Entscheidungen trifft. Erforderlich sind insbesondere: Großes fachtechnisches Urteilsvermögen, Diagnostik mit einfachsten Mitteln, Mut zur Verantwortung und rasche Entschlußfähigkeit [1]. Die erste Dringlichkeit hat die Sofortbehandlung am Katastrophenort selbst (Tabelle 1). Die zweite Dringlichkeitsstufe betrifft den Soforttransport in Spezialkliniken.

Die *erste Dringlichkeit* mit Zwang zur Sofortbehandlung betrifft Patienten, deren Verletzungsart unbehandelt in den nächsten Minuten – also noch während des Transportes – zum Tode führen würde und deshalb vor dem Transport lebensrettende Maßnahmen erfordert, wie die Behandlung verschiedener Formen des Kreislaufstillstandes und der primären Atemstörung. Hier sind ebenfalls Maßnahmen der Reanimation, des Freimachens

Tabelle 2. Transportpriorität der ersten Dringlichkeitsstufe: Spezielle Verletzungsarten, die nach schnellstem Transport sofortige Behandlung in einer Spezialklinik erfordern

---
I. Soforttransport
 Vitale Indikation
 In kurzer Zeit irreparable Schäden bei:

Akutem Hirndruck (SHT)
Verletzungen innerer Organe
Verletzungen großer Extremitäten – Arterien
Zunehmender Rückenmarkskompression
Ausgedehnten Extremitäten – Zertrümmerungen
Schweren Augenverletzungen
Gesichts-/Atemwegsverbrennungen
---

der Atemwege mit Intubation angezeigt. Weiterhin müssen thorakale Notzustände, wie Spannungspneumothorax und massive äußere Blutungen, z. B. bei Zerreißungen großer Extremitätenarterien erkannt und behandelt werden. Der dekompensierte hypovolämische Schock erfordert rasche Volumenzufuhr vor Transportbeginn, um irreversible Organschäden während des Transportes zu verhindern (Tabelle 2) [3].

Die *zweite Dringlichkeitsstufe* betrifft die Patientengruppe, bei welcher der Transport die Priorität hat. Alle ablaufenden Transporte fallen unter eine der drei Kategorien (Tabelle 2).

1. Der Soforttransport geschieht aus vitaler Indikation bei Verletzungsarten die in kurzer Zeit zu irreversiblen Schäden führen.
2. Der aufgeschobene Transport betrifft Patienten, die in jedem Fall einer chirurgischen Behandlung, allerdings ohne dringende Zeitgrenze bedürfen.
3. Der Transport der „Wartefälle" steht an letzter Stelle. Er betrifft Leichtverletzte, die das Krankenhaus in der Regel nach der ambulanten Behandlung wieder verlassen können.

Absoluten Vorrang für einen *Soforttransport* haben Patienten mit Zeichen des akuten Hirndrucks nach Schädel-Hirn-Trauma, wobei in kurzer Zeit eine irreversible Druckschädigung des Gehirns folgen kann (Tabelle 3). Hier ist ebenso die intraabdominelle und intrathorakale Blutung bei Organverletzungen zu nennen, die in kurzer Zeit zum hypovolämischen Schock führt. In jedem Fall ist dabei der Soforttransport unter gleichzeitiger Volumenzufuhr gerechtfertigt, da am Triageort eine kausale Therapie dieser inneren Blutungen nicht möglich ist.

Tabelle 3. Transportpriorität der zweiten Dringlichkeitsstufe: Verletzungsarten, die auch bei aufgeschobenem Transport keine irreversiblen Schäden bewirken

---
II. Aufgeschobener Transport
   Chir. Behandlung ohne dringende Zeitgrenze

   SHT ohne Hirndruck
   Frakturen, Luxationen
   Ausgedehnte Weichverletzungen
   Amputationen
   Verbrennungen mit Überlebenschance

Auch die Verletzung größerer Extremitätenarterien ohne größere Blutung nach außen hat deshalb erste Priorität, weil erhebliche Blutverluste in die Weichteile erfolgen können, andererseits kann die Gewebehypoxie der abhängigen Muskulatur bald zu irreversiblen Nekrosen bzw. zum Extremitätenverlust führen. Des weiteren besteht Priorität für den Soforttransport bei Rückenmarkskompression durch Wirbelluxation oder Frakturen, bei Extremitätenzertrümmerung, bei Augenverletzungen und bei Gesichts- bzw. Atemwegsverbrennungen [3]. Da der für die Sichtung verantwortliche Arzt aus zeitlichen Gründen sich nicht ausführlich mit den Transporthelfern verständigen kann, sollten Patienten mit Priorität 1 für Soforttransport unmittelbar nach Fällen der Entscheidung mit farbigem Etikett als sichtbarem Zeichen gekennzeichnet werden (Tabelle 4). Es hat sich gezeigt, daß speziell bei Unglücksereignissen, wo in wenigen Sekunden viele Schwerstverletzte anfallen – wie bei einer Bombendetonation, einem Eisenbahnunglück oder einer Flugzeugkatastrophe – viel Zeit durch farbige Kennzeichen gewonnen werden kann. Dies ermöglicht den Rettungsmannschaften einen sofortigen Abtransport in Eigenregie ohne wiederholte Rücksprachen mit dem Arzt. Diese Etiketten dienen auch dazu, absolute Notfälle mit höchster Priorität von denen mit geringerer Dringlichkeit, die auch nach *aufgeschobenem Transport* voraussichtlich keine irreparablen Schäden erleiden, abzugrenzen, z.B. Patienten mit Schädel-Hirn-Trauma geringeren Schweregrades ohne Hirndruck, Frakturen und Luxationen, traumatische Amputationen und Verbrennungen (Tabelle 3).

Von diesen schwerverletzten Patienten werden möglichst rasch alle Leichtverletzten räumlich getrennt, umgehend aus dem Triageort entfernt und eventuell abseits davon notdürftig mit Wundverbänden behandelt. Diese Patienten können dann später, zur endgültigen Versorgung in entlegenere, kleinere Krankenhäuser gefahren werden (Tabelle 5).

Beim Massenanfall nach Unglücken oder Katastrophen können auch offensichtlich hoffnungslos Schwerstverletzte zu den sogenannten *Wartefäl-*

Tabelle 4. Identifizierungskarte für Verletzte, welche das Ergebnis der Sichtung – Dringlichkeit von Behandlung und Transport – kenntlich macht

Anhängezettel für Verletzte Tag for injured persons Etiquette de transport	
Abtransport sofort: Transportation required immediately: Évacuation immédiatement:	2 rote Ecken 2 red corner 2 coins rouges
Abtransport nicht vordringlich: Transportation not immediately required: Évacuation ne pas urgent:	1 rote Ecke 1 red corner 1 coin rouge
gehfähig: able to walk: capable de marcher:	keine rote Ecke no red corner pasdecoinrouge

Name/Name/Nom

Wohnort/Residence/Domicile

Straße/Street/Rue

Verletzung/Injury/Blessure

Erhielt an starkwirkenden Arzneien: / Strong Medicine administered: / Medicament forte administré:

	Gabe: Dose: Dose :	Zeit: Time: Temps:

Erhielt Tetanuseinspritzung: / Received anti-tetanus injection: / Injection antitétanique, reçu:

Tabelle 5. Transportpriorität der dritten Dringlichkeitsstufe: Sogenannte Wartefälle

III. Wartefälle
Leichtverletzte (ca. 40% bei Katastrophen) Behandlung *abseits* des Triageraumes Transport evtl. im KTW
Moribunde hoffnungslose Schwerstverletzte ohne Überlebenschance ärztliche Überwachung *im* Triageraum

len zählen. Gerade aber diese Entscheidungen erfordern große persönliche klinische Erfahrung. Im Gegensatz zu den Leichtverletzten müssen diese Patienten aber im Triageraum, im Blickwinkel des Arztes verbleiben und immer wieder neu untersucht werden, um bei günstiger Wendung des Verlaufes unter Umständen Sofortbehandlung oder Sofortransport durchzuführen.

Sichtung bei Massenanfall im Krankenhaus [6]

Voraussetzung für erfolgreiches Handeln beim Massenanfall Schwerverletzter im Krankenhaus ist die Fähigkeit des vorhandenen Personals, ohne selbst die Arbeit zu unterbrechen, in ca. 20–30 min alle Kapazitäten, sowohl die von Ärzten wie von Schwestern und Pflegekräften zu vervielfachen. Dies funktioniert nur, wenn ein detaillierter Katastrophenplan für jede Klinik vorliegt, der praktisch erprobt wurde. Ein solcher Katastrophenplan kann allerdings nicht allgemeingültig für alle Krankenhäuser und Kliniken sein; er muß im Rahmen einer Stadt bzw. einer Region auf jedes Haus individuell zugeschnitten sein. Erster, vielleicht wichtigster Punkt in diesem Plan eines Krankenhauses ist die Bestimmung, wo die erste Sichtung der Schwerverletzten durchgeführt wird und von wem. Dabei steht der „Triageraum" im Zentrum des Interesses. Im Klinikum Großhadern z. B. befinden sich unmittelbar hinter der Krankenauffahrt fünf unterteilte Behandlungsräume für Schwerstverletzte, unmittelbar daneben – in der Chirurgischen Poliklinik – noch einmal sieben. Hier entscheidet der dienstälteste *Chirurg*, gemeinsam mit *Anästhesisten* und *Neurochirurgen*, wer noch im Triageraum behandelt und wer unmittelbar in einen der bereitstehenden Operationssäle verbracht wird – bzw. wer ohne weitere chirurgische Maßnahmen auf die Intensivstation verlegt werden kann.

Die Sichtung im Krankenhaus unterscheidet sich also prinzipiell nicht von der am Katastrophenort: Störungen der Vitalfunktion, wie Herzaktivität und Gasaustausch werden unmittelbar durch Intubation, evtl. Reanimationsmaßnahmen, Legen eines zentralen Zuganges und Volumensubstitution beseitigt. Diese Patienten haben auch im Krankenhaus die ersten Behandlungspriorität. Liegen dagegen offene Verletzungen des Thorax oder

Tabelle 6. Verletzungsarten und Behandlungsprioritäten von 407 Mehrfachverletzten der Chirurgischen Klinik und Poliklinik im Klinikum Großhadern im Zeitraum vom 1.1.1978–15.5.1982

Osteosynthese	404
Laparotomie	121
Gefäßeingriff	45
Thorakotomie	23
Operationen aus den Fachgebieten:	
Neurochirurgie	52
Hals-Nasen-Ohren	48
Urologie	33
	726

des Bauchraumes vor oder größere äußere Blutungen, so erfolgt der sofortige Transport zum Operationssaal zur Revision. Bei primär Bewußtlosen, mit Verdacht auf innere Blutung wird simultan mit der Intubation die Peritoneallavage und bei Verdacht auf Thoraxverletzungen die beidseitige Thoraxdrainage durchgeführt. Während dieser Zeit entscheidet der *Neurochirurg* über die Notwendigkeit einer Trepanation, ggfs., wenn zeitlich möglich, auch über die Durchführung einer Computertomographie des Schädels.

Gleichzeitig verschafft sich der Chirurg durch manuelle Untersuchung einen Überblick über Art und Schwere vorhandener Extremitätenfrakturen, die im Massenanfall unter die aufgeschobene Dringlichkeit fallen und später versorgt werden können. In der Sache unterscheidet sich demnach auch bei einem Massenanfall die Behandlung Schwerstverletzter nicht von der Routine, die jedem der 407 polytraumatisierten Patienten in den letzten 4½ Jahren in unserem Klinikum zuteil wurde (Tabelle 6). Bei der Sichtung und Diagnostik muß allerdings auf rasche und einfache klinische Untersuchungsmethoden – Inspektion, Palpation, Auskultation – zurückgegriffen werden. Klinische Erfahrungen – der klinische Blick – gewinnen bei Massenanfall und Sichtung wieder größte Bedeutung. Die moderne Untersuchungstechnik mit apparativen Spezialuntersuchungen – wie Röntgen-Schichtaufnahme, Angiographie, Sonographie und Computertomogramm haben beim Triageentscheid keine Berechtigung. Schädeltrepanation, Laparotomie und Thorakotomie haben bei diesen Patienten in der Regel erste Behandlungspriorität [2].

Auch in der Klinik ist bei der Sichtung eine Kenntlichmachung des Triageergebnisses, am besten durch weithin leserliches Etikett, bei jedem Patienten erforderlich, damit das Transportpersonal weiß, welcher Patient in welchen Operationssaal oder wer als „Wartefall" im nahegelegenen Warteraum untergebracht werden soll. Bei Unglücksfällen, wie z. B. beim ersten Katastropheneinsatz unseres Klinikums nach der Bombendetonation auf der Oktoberfestwiese 1980, sind erfahrungsgemäß ca. 30–40% der Betroffenen nur leicht verletzt. Wird am Unfallort selbst keine ausreichende Sichtung vorgenommen, so werden auch diese Patienten von den Rettungsdiensten gleichzeitig mit Schwerverletzten in Krankenhäuser und Kliniken gebracht. Gerade in dieser Patientengruppe wird die Verletzungsart vom Patienten selbst wie von Angehörigen häufig drastisch überschätzt. Will man daher eine Störung des Triageablaufes am Katastrophenort und im Krankenhaus verhindern, so ist eine Sperrung nicht nur des Triageraumes sondern aller Zugänge zum Krankenhaus erforderlich.

Das Ziel der Sichtung im Katastrophenfall ist dann erreicht, wenn jeder Verletzte schon kurze Zeit nach dem Ereignis sich in der Behandlungseinheit befindet, die für die endgültige medizinische Versorgung und die Abwendung weiterer Körperschaden am geeignetsten ist. Über Erfolg oder Mißerfolg aller unserer Bemühungen entscheiden nach der Sichtung letztlich nicht die Fortschritte in der Technisierung des Rettungswesens, sondern weiterhin die Bereitschaft des Einzelnen zur spontanen Hilfeleistung, aber auch die rechtzeitige praktische Erprobung der Erstmaßnahmen im Katastrophenfall. Jeder sollte im Notfall seinen Platz und seine Funktion im Ablauf des verwirrenden Gesamtgeschehens kennen, um beim Massenanfall „das Bestmögliche für möglichst Viele zur rechten Zeit am rechten Ort zu tun".

Literatur

1. Eberle H (1980) Triage. In: Land R, Rosetti M (Hrsg) Katastrophenmedizin. Enke, Stuttgart, S 29
2. Eberle H (1980) Lebensrettende Noteingriffe. In: Lanz R, Rosetti M (Hrsg) Katastrophenmedizin. Enke, Stuttgart, S 33
3. Hossli G (1980) Schock und Reanimation. In: Lanz R, Rosetti M (Hrsg) Katastrophenmedizin. Enke, Stuttgart, S 45

4. Koslowski L (1981) Chirurgische Maßnahmen im Katastrophenfall. In: Katastrophenmedizin. Der Bundesminister des Inneren (Hrsg) Bonn S 39
5. Lanz R (1979) Die Traumatologie im Katastrophenfall. Langenbecks Arch Chir (Kongreßbericht 1979) 349:197
6. Lanz R (1979) Chirurgische Taktik und Technik beim Massenanfall – Triage im Krankenhaus. Langenbecks Arch Chir (Kongreßbericht 1979) 349:225
7. Tscherne H, Suren EG (1979) Lebensrettende Sofortmaßnahmen und Triage am Katastrophenort Langenbecks Arch Chir (Kongreßbericht 1979) 349:221
8. Versen P (1979) Katastrophenschutzplanung: Definition, organisatorische und rechtliche Grundlagen. Langenbecks Arch Chir (Kongreßbericht 1979) 349:199

8 Die Versorgung von Schädelhirnverletzungen im Katastrophenfall

(F. Marguth, W. R. Lanksch)

Im Katastrophenfall können Schädelhirnverletzungen ganz unterschiedlichen Ausmaßes vorkommen, so daß in diesem Beitrag das gesamte Spektrum von Schädelhirnverletzungen berücksichtigt werden muß. In Abhängigkeit von der Art der mechanischen Gewalteinwirkung auf den Schädel können gedeckte und offene Schädelhirnverletzungen bei den Geschädigten vorliegen.

Die gedeckten Schädelhirnverletzungen werden in der Regel durch stumpfe Gewalteinwirkung auf den frei beweglichen oder fixierten Schädel verursacht. Neben den intrakraniellen Traumafolgen können die Schädelweichteile und die Schädelkapsel verletzt sein. Zu diesen gedeckten Läsionen werden die Gehirnerschütterungen, die Hirnkontusionen sowie die extrazerebralen, d.h. epiduralen und subduralen Blutungen gerechnet.

Offene Schädelhirnverletzungen werden durch scharfe oder spitze Gewalteinwirkung hervorgerufen, so daß die Schädelweichteile, die Schädelkapsel, die harte Hirnhaut und das darunter gelegene Hirnparenchym verletzt sind. Bei diesen offenen Schädelhirnverletzungen liegt eine freie Kommunikation zwischen extra- und intraduralem Raum vor, wodurch ein Höchstmaß an Infektionsgefährdung der liquorführenden Räume einerseits und des Hirnparenchyms andererseits gegeben ist.

Die Dringlichkeit der neurochirurgischen Versorgung von gedeckten und offenen Schädelhirnverletzungen richtet sich nach dem Grad der bereits bestehenden oder der zu erwartenden vitalen Gefährdung. Extra- und intrazerebrale sowie intrazerebelläre raumfordernde Blutungen sind grundsätzlich als lebensgefährliche Komplikationen anzusehen und erfordern in der Regel eine möglichst rasche operative Entlastungsoperation. Dagegen besteht bei der Mehrzahl der offenen Schädelhirnverletzungen nicht die Gefahr einer intrakraniellen Drucksteigerung infolge einer Blutung oder eines Ödems, so daß mit sogen. „aufgeschobener Dringlichkeit" operative Versorgung vorgenommen werden kann.

Die Entscheidung über die Dringlichkeit der neurochirurgischen Versorgung von Unfallverletzten mit Schädelhirnverletzungen am Ort der Katastrophe ist schwierig, da sich nur an Hand von klinischen Symptomen weder die Art noch das Ausmaß einer intrakraniellen Läsion diagnostizieren lassen. Als hämatomverdächtige Symptome können die primär anhaltende Bewußtlosigkeit, der progrediente Bewußtseinsverlust oder die nach einem Intervall auftretende Bewußtseinsverschlechterung sowie herdneurologische Zeichen gewertet werden. Neueste Untersuchungen am eigenen Krankengut [1] haben allerdings gezeigt, daß klinisch eine Unterscheidung von epiduralen subduralen oder intrazerebralen Blutungen nicht möglich ist, da sich die Krankheitsverläufe in den ersten 6–8 h nach dem Trauma identisch verhalten.

Besonders muß darauf hingewiesen werden, daß auch wache Verletzte lebensgefährliche intrakranielle Blutungen haben können: in unserem Untersuchungsgut wiesen immerhin 31 % der Patienten innerhalb der ersten 6 h keine Störungen des Bewußtseins auf. Diese Untersuchungsergebnisse bedeuten für die Sichtung von Patienten im Katastrophenfall, d. h. für ärztliche Beurteilung und Entscheidung über die Dringlichkeit der Versorgung von Verletzten hinsichtlich Art und Umfang der Behandlung sowie Art und Ziel des Abtransportes, daß eine Zuordnung nach Dringlichkeit nur vorläufig sein kann, ständig wiederholt und auf jeder Versorgungsebene erneut durchgeführt werden muß.

Die Dringlichkeit der Versorgung kann in 4 Kategorien eingeteilt werden (Tabelle 1):

D 1: Zu dieser Gruppe gehören alle Patienten, die infolge einer Schädelhirnverletzung das Bewußtsein verloren haben und/oder Störungen des Atemantriebs erkennen lassen und/oder Störungen des Herz/Kreislaufsystems aufweisen. Es besteht eine Behandlungspriorität mit lebensrettenden Sofortmaßnahmen, die der Wiederherstellung und Aufrechterhaltung vitaler Körperfunktionen dienen, wozu stabile Seitenlagerung, Freimachen und Frei-

Tabelle 1. Dringlichkeitskategorien (*D*)

D 1	Lebensrettende Sofortmaßnahmen zur Wiederherstellung und Aufrechterhaltung lebenswichtiger Körperfunktionen
D 2	Aufgeschobene Behandlung mit Transportpriorität, da eine sofortige Behandlung nicht erforderlich oder möglich ist
D 3	Behandlung leicht geschädigter Patienten; keine primär ärztliche Aufgabe (Selbst- und Nachbarhilfe)
D 4	Abwartende Behandlung; palliative Maßnahmen an schwerstgeschädigten, nicht transportfähigen Patienten mit minimalen Überlebenschancen

halten der Atemwege, wenn möglich Intubation, Reanimation und eine Infusionsbehandlung gehören.

D 2: Katastrophenopfer, die unter der Dringlichkeitskategorie *D 1* genannt worden sind, müssen nach der notfallmäßigen Primärversorgung bevorzugt vom Unfallort in eine stationäre Versorgungseinheit transportiert werden. Eine Transportpriorität liegt außerdem bei allen Verletzten vor, die eine Bedrohung der vitalen Funktionen in absehbarer Zeit vermuten lassen oder bereits Zeichen einer intrakraniellen Drucksteigerung (zunehmender Bewußtseinsverlust, manifeste oder progrediente herdneurologische Zeichen wie eine Anisokorie oder Halbseitenlähmung) aufweisen. Auch Unfallopfer mit offenen Schädelhirnverletzungen ohne vitalbedrohliche Symptome oder herdneurologische Zeichen, bei denen die offenen Hirnverletzungen operativ in eine geschlossene verwandelt werden muß, gehören in diese Kategorie.

Da eine neurochirurgische operative Versorgung von Unfallopfern im vorstationären Raum nicht stattfinden kann, besteht bei allen diesen Verletzten eine Transportpriorität, damit die aufgeschobene operative Behandlung möglichst rasch durchgeführt werden kann.

D 3: In diese Dringlichkeitskategorie gehören Verletzte ohne Hinweise auf eine vitale Gefährdung bzw. Symptome einer intrakraniellen Drucksteigerung. Neurochirurgisch zu versorgende Patienten dürften in dieser Dringlichkeitskategorie nicht zu finden sein.

D 4: Diese Kategorie umfaßt schwerst geschädigte Verletzte. Aufgrund der klinischen Symptomatik ist bei diesen Verletzten bereits während der Sichtung am Katastrophenort die Überlebenschance als minimal zu bewerten. Unfallopfer mit schwersten Schädelhirnverletzungen, die im bewußtlosen Zustand keinerlei Reaktion auf äußere Reize zeigen, deren Pupillen beidseits maximal erweitert sind und keine Reaktion auf Licht zeigen, die Atemantriebsstörungen oder einen Atemstillstand aufweisen, haben eine absolut infauste Prognose. Nach Durchführung der lebensrettenden Sofortmaßnahmen müssen diese Verletzten dennoch sorgfältig beobachtet werden, um jede Verbesserung des Zustandes zum Transport oder zur Behandlung zu nutzen. Hält der Zustand der Bewußtlosigkeit und der Reaktionslosigkeit, der Ausfall der Lichtreaktion der maximal weiten Pupillen bei gleichzeitig bestehenden Atemantriebsstörungen länger als 45 min an, dann muß aufgrund unserer Erfahrungen [2] die Prognose als absolut infaust bezeichnet werden.

Die erste Hilfe am Katastrophenort wird beim Massenunfall in der Regel eine medizinische Laienhilfe sein. Lebensrettende Sofortmaßnahmen können von nicht ärztlichen Helfern jedoch vorbereitet werden, indem z.B. bei bewußtseinsgestörten oder bewußtlosen Patienten die Atemwege freigemacht und freigehalten und bei gestörtem Atemantrieb oder Atemstillstand eine Atemspende von Mund zu Mund durchgeführt wird. Nach Bergung der Katastrophenopfer sollten bewußtseinsgestörte Patienten so gelagert werden, daß eine Aspiration von Erbrochenem oder Blut und Liquor bei frontobasalen Verletzungen vermieden wird. Wunden offener Schädelhirnverletzungen können vom Ersthelfer (nach Möglichkeit steril) abgedeckt und verbunden werden.

Die erste ärztliche Hilfe am Sichtungsort umfaßt die Durchführung der lebensrettenden Sofortmaßnahmen (Reanimation, Intubation, Beatmung, intravenöse Infusionen). Da Patienten der Sichtungskategorie $D1$ und $D2$ zu einer operativen neurochirurgischen Versorgung vom Katastrophenort abtransportiert werden müssen, sind sie in einen transportfähigen Zustand zu bringen. Der bewußtseinsgestörte oder bewußtlose Schädelhirnverletzte sollte nur unter Ausschaltung der Aspirationsgefahr transportiert werden. Während des Transportes sollte die Möglichkeit der Beihaltung der freigemachten Atemwege gegeben sein. Vor Behebung der Schocksymptomatik sollte kein Patient transportiert werden. Das Vorliegen einer schweren Schädelhirnverletzung bedeutet nicht, daß der Verletzte transportunfähig ist. Aus neurochirurgischer Sicht gibt es grundsätzlich keine Bedenken gegen den Transport von Schwerschädelhirnverletzten.

Eine primäre medikamentöse Behandlung am Katastrophenort umfaßt einerseits die Maßnahmen zur Behandlung des Schocks und andererseits die Maßnahmen zur Schmerzbekämpfung ansprechbarer Unfallopfer. Die Gabe von hypertonen Lösungen (Mannitol® 20%, Sorbit® 40%) zur Behandlung des Hirnödems sollten am Katastrophenort unterbleiben. Diese hypertonen Lösungen reduzieren nicht den Wassergehalt des ödematösen Hirngewebes, sondern reduzieren die Flüssigkeit im gesunden Hirngewebe und senken damit den intrakraniellen Druck. Einer intrakraniellen traumatischen Blutung könnte durch eine derartige Volumenminderung zusätzlicher Raum zur Expansion gegeben werden.

Im Falle einer epiduralen Blutung aus einem der großen venösen Blutleiter (z. B. Sinus sagittalis superior) könnte das zur Folge haben, daß die venöse Blutung durch Selbsttamponade erst verzögert zum Stillstand kommt. Korrekterweise sollten hypertone Lösungen erst nach Ausschluß einer intrakraniellen Blutung oder nach Ausräumung einer intrakraniellen Blutung zur Reduktion des intrakraniellen Druckes verarbeitet werden. Unter katastrophenmedizinischen Bedingungen ist eine Gabe von hypertonen Lösungen zu vertreten, wenn sich die klinische Situation des Patienten progredient verschlechtert, und eine definitive neurochirurgische Versorgung innerhalb der ersten Stunden nach dem Katastrophenereignis nicht gewährleistet ist. Unter diesen Bedingungen wäre eine Senkung des intrakraniellen Druckes durch hypertone Lösungen zur Vermeidung oder Verzögerung einer Mittelhirneinklemmung vor der notwendigen Entlastungstrepanation zu rechtfertigen.

Die Behandlung von schädelhirnverletzten Patienten mit Steroiden ist nicht unumstritten. Der eindeutige positive Effekt von Dexamethason® auf das perifokale Hirnödem bei intrakraniellen Tumoren, Hirnabszessen und Metastasen konnte bisher für die Behandlung neurotraumatologischer Hirnödeme nicht eindeutig bestätigt werden. Nach dem heutigen Stand der Hirnödem-Forschung erscheint es jedoch gerechtfertigt, auch unter katastrophenmedizinischen Bedingungen Schädelhirnverletzte initial mit 8−48 mg Dexamethason® zu behandeln und die weitere Medikation von Dexamethason vom klinischen Verlauf abhängig zu machen.

Die Medikation von Barbituraten ist ausschließlich unter intensivmedizinischen Bedingungen gerechtfertigt und ist am Unfall- oder Katastrophenort kontraindiziert.

Literatur

1. Maier-Hauff Th (1982) Zur Diagnostik der intrakraniellen traumatischen Blutungen. Dissertation, München
2. Marguth F, Lanksch W (1973) Klinische Symtome im Vorfeld des Hirntodes, In: Krösl W, Scherzer E (Hrsg) Die Bestimmung des Todeszeitpunktes. Maurich, Wien, S 71−74

9 Organisation der medizinischen Katastrophenhilfe

(F. W. Ahnefeld)

Für das mir gestellte Thema, wobei ich in die Organisation auch die Durchführbarkeit einschließe, kann ich kein fertiges Konzept anbieten. Davon haben wir bereits genügend, nur mit den gravierenden Fehlern, daß keines realisierbar ist, da von Voraussetzungen ausgegangen wird, die zwar als Wunschvorstellung richtig sein mögen, in der Realität jedoch ganz oder teilweise fehlen, da die Planungsansätze und Definitionen wiederum theoretisch richtig, in Wirklichkeit jedoch nicht praktikabel sind, weil Fakten, wie sie die Katastrophe bietet, unberücksichtigt bleiben und gesetzliche Regelungen, insbesondere im medizinischen Bereich, alles dem Zufall überlassen. Bestehende Katastrophenpläne stellen, abgesehen von Ausnahmen, den Versuch dar, bei einem geplanten Haus zunächst das Dach zu errichten, um dann zu überlegen, wer oder was diesen Dachstuhl tragen soll, oder aber es werden Scheinfundamente erstellt, die bei der ersten Belastung zusammenbrechen.

Nach Lanz [5] ist der Unfall als begrenztes, die Katastrophe als außergewöhnliches Ereignis zu definieren, wobei in jedem Fall unterschiedlich in der Organisation und Durchführung der Übergang von der Individual- zur Massenmedizin stattfinden muß. Lassen sich medizinische Katastrophenplanungen auf Zahlen beziehen? Sicher nicht, obwohl fast immer in den Ansätzen von zwar nicht genannten, aber sehr großen – ich möchte hinzufügen – unvorstellbar großen Zahlen ausgegangen wird. In die Definition des Außergewöhnlichen gehen aber zahlreiche Voraussetzungen ein. Neben der Zahl der Katastrophenopfer, der Zeitpunkt und die Art der Katastrophe, geographische, klimatische Gegebenheiten etc. Erst die Gesamtheit dieser ständig wechselnden und sehr unterschiedlichen Gegebenheiten in der *Relation* zu den in absehbarer Zeit mobilisierbaren und wirkungsvoll einsetzbaren medizinischen Hilfemaßnahmen, also zu den effektiven und realisierbaren Vorbereitungen, bestimmen die Situation, die Taktik des Vorgehens, die Möglichkeiten der Erstversorgung, der Triage, des Transportes und der definitiven Versorgung. Ein starres, für alle Katastrophen gültiges Schema kann es nicht geben. Was bedeutet diese Feststellung? Wir haben unsere Planungen nicht auf die Katastrophe in ihrer Gesamtheit, sondern auf die für eine medizinische Hilfe notwendigen Bausteine auszurichten und zunächst diese überschaubaren Bausteine zu bilden und sie funktionsfähig zu machen. Wir haben sicherzustellen, daß z. B. das Personal, also Helfer und Ärzte, Einrichtungen, wie Leitstellen, Sammelstellen, Kliniken, Voraussetzungen, wie die Ausstattung mit Geräten und Medikamenten, auf die Aufgabenstellung der Katastrophenmedizin vorbereitet werden. Diese überschaubaren Bausteine oder Funktionseinheiten müssen den erwarteten Erfordernissen entsprechen. Die Katastrophe führt dann, in Abhängigkeit vom Ausmaß und von den Gegebenheiten, zum Ansatz des im Einzelfall notwendigen Multiplikators, die Situation läßt schnell erkennen, bis auf welche Ebene – Kreis, Regierungsbezirk oder Land – mobilisiert werden muß, um die gestörte Relation zwischen Aufgaben und Möglichkeiten so günstig wie möglich zu halten.

Das Bausteinsystem sichert aber den sofortigen Beginn der medizinischen Hilfe, wenn zunächst vielleicht auch in unzureichendem Umfange. Es läßt sich jedoch systematisch ergänzen, ausbauen und erweitern, also dem Bedarf anpassen. Es läßt sich vor allem vorausplanen, ohne unbefriedigende und unrealistische Zahlenspiele durchführen zu müssen.

Die Vorbereitungen für die medizinische Katastrophenhilfe benötigen zunächst als unabdingbar erforderliche Ausgangsbasis die Einrichtungen, die Ausstattung und die Ausbildung, die wir im Normalfall für die Notfallmedizin und den Rettungsdienst zu fordern haben. Sicher gibt es Unterschiede zwischen Notfall- und Katastrophenmedizin.

Sie betreffen fast ausschließlich die Planung, die Sanitätstaktik und den Umfang der Hilfemaßnahmen, nicht mehr! Nur diese Einrichtungen sind sofort, zumindest schnell mobilisierbar und einsetzbar. Für die entscheidende Primärphase, also etwa die ersten 2 h, bietet sich keine andere Alternative an. Verstärkungen aus benachbarten Rettungsdienstbereichen treffen nicht nur schneller ein, sie sind auch wirkungsvoller einsetzbar als alle anderen vorgesehenen, aber erst zu alarmierenden und zusammenzustellenden Einheiten, wie z. B. die von den Hilfsorganisationen für den Katastrophenfall vorgehaltenen, aus Freiwilligen bestehenden Sanitätszüge.

Ähnlich wie für den Bereich der Notfallmedizin müssen wir uns bei der Erarbeitung der Aufgabenstellungen an einer Rettungskette orientieren. Daraus ergibt sich, was wir an organisatorischen und personellen Vorbereitungen zu treffen haben, aber auch welche Probleme der Ausstattung, der Kommunikation, der Organisation etc. auftreten.

Im folgenden muß ich mich bei der Analyse des Ist-Zustandes und der medizinischen Aufgabenstellung, aber auch bei den Vorschlägen für die Realisierung einer medizinischen Katastrophenhilfe aus Zeitgründen mit Stichworten begnügen.

Gehen wir zunächst von der Tatsache aus, daß die Meldung einer Katastrophe entweder bei der Polizei oder einer Rettungsleitstelle eingeht. Was geschieht dann? Ich habe in keinem Katastrophenplan darüber Angaben gefunden. Der Alarmweg ist klar, dennoch wer übernimmt die Koordination der medizinischen Hilfe in der Primärphase, bis sich der Katastrophenstab gebildet hat, die Katastrophe ausruft und handlungsfähig wird?

Im Katastrophenstab ist ein Arzt – der Leiter des Gesundheitsamtes – vorgesehen.

Daraus resultiert mein Vorschlag für die medizinische Hilfe in der Primärphase. Die Rettungsleitstelle wird als Leitzentrale tätig, die Leitungsfunktion von einem diensthabenden Oberarzt einer Klinik übernommen.

Die Aufgaben der Leitstelle und der medizinischen Einsatzleitung für die Primärphase lassen sich leicht definieren. Neben dem Einsatz aller verfügbaren Rettungsmittel gilt es, so schnell wie möglich einen kompetenten Notarzt an den Katastrophenort zu entsenden, der dort die Leitung übernimmt, aber gleichzeitig verläßliche Rückmeldungen an die Leitstelle gibt.

Neben der Alarmierung des hauptamtlichen und ehrenamtlichen Personals der Rettungsdienste müssen die Sanitätszüge, benachbarte Rettungsleitstellen, aber auch die im Einzugsbereich liegenden Krankenhäuser und alle für den Katastrophenfall zusätzlich verfügbaren Ärzte und Laienhelfer alarmiert werden.

Es ist darüber hinaus die Sicherung und Bereitstellung des Transportraumes, der Ausstattung, der Medikamente für die Sanitätszüge und die Rettungsmittel vorzusehen, schließlich die Verarbeitung der Rückmeldungen vom Katastrophenort mit den daraus resultierenden Anweisungen und die Koordination mit den übrigen Diensten.

Unternehmen wir zunächst in Kurzform den Versuch, den Ist-Zustand der Voraussetzungen für die medizinische Hilfe zu analysieren. Für den gesamten personellen Bereich gilt, daß nicht nur eine unzureichende Anzahl, sondern auch, und zwar insgesamt gesehen, eine unzureichende Ausbildung, teilweise auch eine fehlende Ausstattung nachweisbar ist.

Wesentliche Mängel bestehen bei den Sanitätszügen. Hier gibt es keine ärztliche Leitungsfunktion. Wie viele Laienhelfer und Ärzte überhaupt mobilisierbar sind, hängt von unterschiedlichen Gegebenheiten ab. Denken Sie nur an das Wochenende. Insgesamt zwei Ärzte stehen für den Sanitätszug zur Verfügung, sie nehmen meistens noch andere Funktionen, z. B. in Kliniken, wahr, sie werden im Katastrophenfall also auch dort benötigt.

Absprachen, wo sie eingesetzt werden, gibt es nicht. Vorräte an den wichtigsten Medikamenten für den Einsatz im Katastrophengebiet sind weder bei den Rettungsdiensten noch in den Kliniken vorhanden. Für die

Sammelstellen gibt es, abgesehen von den Sanitätszügen, kein Material, aber auch kein Personal.

Bei den Kliniken selbst bestehen keinerlei Vorstellungen über die Aufnahmekapazität, nicht einmal darüber, welche Verletzungsarten aufgenommen werden können. Bei den Koordinierungsgremien fehlen dementsprechend verläßliche Angaben über diese wichtigen Voraussetzungen. Eine Aus-, Weiter- und Fortbildung des Personals findet nicht statt. Die Katastrophenpläne sind, von ganz wenigen Ausnahmen abgesehen, unbrauchbar. Bevorratungen an Medikamenten für Katastrophenfälle sind nicht vorhanden und schließlich, Katastrophenübungen finden nicht statt, oder aber sie sind wirklichkeitsfremd und haben zu keinerlei Schlußfolgerungen geführt.

Nach der Auflistung des Ist-Zustandes im folgenden, wiederum in Stichworten, die Vorschläge, die für das Erreichen des benötigten Soll-Zustandes unabdingbar erscheinen.

Die Leitstellen müssen auf die vorgesehene Funktion vorbereitet werden. Für den Einsatz der Rettungsmittel ist die Schaffung von Oberleitstellen in Regierungsbezirken oder in den Bundesländern unabdingbar. Die Sanitätszüge müssen in ihrer Gesamtkonzeption überprüft werden. Es sind Entscheidungen zu treffen, wie die Sammelstellen gebildet und von wem sie betreut werden sollen. Um einen ausreichenden Vorrat an Medikamenten für die Primärphase zu sichern, ist die Bereitstellung seit Jahren vorgeschlagener Katastrophenpakete bei Rettungsdiensten und Kliniken notwendig. Alle einsetzbaren Ärzte müssen über eine definierte Grundausstattung verfügen. Die Kliniken haben die Aufnahmekapazitäten festzulegen und bekanntzugeben, die Katastrophenpläne sind aufgrund der Vorgaben eines landeseinheitlichen Rasters zu erstellen. Ein Sollvorrat an Medikamenten muß sichergestellt sein und schließlich sind den Realitäten adaptierte Katastrophenübungen durchzuführen.

Welche Voraussetzungen sind für das einzusetzende Personal zu fordern. Das Leitstellenpersonal muß eine auf die besondere Situation ausgerichtete Schulung erhalten. Wir brauchen insgesamt mehr gut ausgebildete Laienhelfer. In der Bundesrepublik haben heute 3–5% der Gesamtbevölkerung eine Erste-Hilfe-Grundausbildung. Wiederholungskurse fehlen praktisch ganz, der Ausbildungsstand ist dementsprechend. Ohne die Ausbildung aller Schüler und die Motivierung der Bevölkerung scheitern wir in den Planungen bereits im personellen Bereich. Die in den Sanitätszügen arbeitenden Laienhelfer müssen eine spezielle Fortbildung in katastrophenmedizinischen Maßnahmen erhalten. Für den Rettungssanitäter benötigen wir, um den in Katastrophenfällen besonders wichtigen qualifizierten Helfer zu bekommen, endlich ein Berufsbild und eine geplante Fortbildung in Katastrophenmedizin. Für Notärzte gilt, daß der Ausbildungsstand bei vielen bereits für den Bereich der Notfallmedizin als unzureichend bezeichnet werden muß.

Für die medizinische Versorgung haben Ärzte vier Aufgabenbereiche abzudecken:

1. Leitungsfunktionen in der Leitstelle und im Katastrophenraum.
2. Medizinische Sofortmaßnahmen im und in den Einrichtungen des Katastrophengebietes,
3. die Sicherung der Triage und
4. die Triage und endgültige Versorgung in der Klinik.

Schaffen wir nicht die hier skizzierten fachlichen Voraussetzungen, insbesondere bei Laien- und Berufshelfern, dann brauchen wir uns überhaupt nicht über die Möglichkeiten der Delegation primär ärztlicher Aufgaben an Nicht-Ärzte zu unterhalten, die aber unter Katastrophenbedingungen unabdingbar notwendig wird.

Ich erwähnte bereits, daß im Katastrophenstab lediglich ein Arzt, der Leiter des Gesundheitsamtes, vorhanden ist. Dieser eine Arzt kann weder die Vorbereitungen für die medizinische Versorgung im Katastrophenfall betreiben, noch im Katastrophenfall die hier anfallenden medizinischen Aufgaben erfüllen. Dieser Bereich muß durch einen kompetenten, in dieser Aufgabenstellung erfahrenen Klinikarzt und einen niedergelassenen Arzt verstärkt werden. Für beide gibt es in der Vorbereitung, aber auch im Katastrophenfall klar zu definierende und umfangreiche Aufgaben.

Die Rettungsleitstelle nimmt in der medizinischen Versorgung eine zentrale Stellung ein, sie regelt den Einsatz und legt die Aufgabenstellung des leitenden Notarztes, der Rettungsmittel, der Sanitätszüge, der zusätzlich eingesetzten Ärzte und Laienhelfer, der Sammelstellen und schließlich der Krankenhäuser fest.

Zurückkommend auf meine eingangs dargelegten Empfehlungen sind abschließend nochmals die Bausteine mit den Aufgaben zu definieren, die für die medizinische Versorgung im Katastrophenfall benötigt werden.

Mit dieser nur stichwortartigen Charakterisierung, der Situation und der Aufgaben wollte ich verdeutlichen, daß es keinen Zweck hat, Pläne und Schemata zu perfektionieren. Wir müssen vielmehr unabdingbare Voraussetzungen in den verschiedenen angesprochenen Teilbereichen schaffen, die die Organisation, die Ausstattung, aber auch die personelle Seite betreffen und die aufgrund eines Bausteinsystems überschaubar bleibt.

Literatur

1. Ahnefeld FW (1982) Grundsätzliche Fragen zur Katastrophenmedizin. In: Katastrophenmedizin. Schriftenreihe der Bezirksärztekammer Südwürttemberg, Bd 1, S 15. Bezirksärztekammer Südwürttemberg, Tübingen
2. Ahnefeld FW (1982) Organisation, Ausstattung und personelle Aspekte in der Katastrophenmedizin. Vortrag. Zentraleuropäischer Anaesthesiekongreß 15.–19. 9. 1981, Berlin (im Druck)
3. Fliedner ThM (1982) Ärztliche Erst-Maßnahmen bei nuklearen Katastrophen. In: Katastrophenmedizin. Schriftenreihe der Bezirksärztekammer Südwürttemberg, Bd. 1, S 53. Bezirksärztekammer Südwürttemberg, Tübingen
4. Ganzoni N (1982) Triage. In: Katastrophenmedizin. Schriftenreihe der Bezirksärztekammer Südwürttemberg, Bd. 1, S 29. Bezirksärztekammer Südwürttemberg, Tübingen
5. Lanz R, Rossetti M (1980) Katastrophenmedizin. Enke, Stuttgart
6. Narr H (1982) Gesetzliche Grundlagen des Katastrophenschutzes. In: Katastrophenmedizin. Schriftenreihe der Bezirksärztekammer Südwürttemberg, Bd. 1, S 7. Bezirksärztekammer Südwürttemberg, Tübingen

10 Krankenhaus – Katastrophenplanung
(G. Feifel, E. Martin)

Bereits unter normalen Bedingungen gehört im Krankenhaus eine intensive Organisationsarbeit dazu, um einen reibungslosen Arbeitsablauf sicherzustellen. Die Umstellung des normalen Krankenhausbetriebes auf ein Katastrophenereignis kann und darf nicht dem Zufall überlassen bleiben. Die für die Bewältigung einer Katastrophe notwendige Leistungssteigerung bedarf mindestens einer Planung der vorzunehmenden grundsätzlichen Maßnahmen. Je kleiner und überschaubarer ein Krankenhaus, desto entbehrlicher sind umfangreiche Planungen. Eine Planungsarbeit ist jedoch umso notwendiger, je größer und vielfältiger ein Krankenhaus strukturiert ist. Es ist zwar weder möglich noch notwendig, für alle verbindliche Richtlinien zu geben; die regionalen, räumlichen, strukturellen und personellen Besonderheiten sind zu vielgestaltig, als daß empfohlene Ratschläge direkt übertragbar wären. Es erscheint jedoch erforderlich, daß die Verantwortlichen in den Krankenhäusern mit den verantwortlichen Stellen der verschiedenen zuständigen regionalen Behörden entsprechende Vereinbarungen auf dem Boden einer gemeinsamen Absprache treffen. Es sollte daher in jedem Krankenhaus überlegt werden, wo und wie unter den gegebenen Bedingungen die Aufnahme, Behandlung und Unterbringung einer großen Anzahl von Verletzten oder Akuterkrankten bewältigt werden kann.

Über die organisatorische Problematik unter Katastrophenbedingungen liegen zahlreiche Mitteilungen vor [1–4, 6–9, 11–12]. Unter Zugrundelegung der Literatur und aus einer begrenzten eigenen Erfahrung heraus werden Vorschläge erarbeitet, die als eine mögliche Grundlage von Planungen verwendet werden können [5, 10, 13]. Die hierbei erarbeiteten Maßnahmen scheinen primär notwendig und selbstverständlich zu sein. Dennoch ist darauf hinzuweisen, daß unter der Situation einer Katastrophe diese Maßnahmen in der Regel nicht bedacht und somit nicht zur Wirkung kommen. So zum Beispiel sind sehr häufig die Zufahrtswege blockiert, Telefonleitungen besetzt oder unterbrochen oder viel zu viele Helfer versuchen zur gleichen Zeit, das gleiche Problem zu lösen. Der Sinn eines Krankenhauskatastrophenplanes ist daher, Vereinbarungen zu treffen, die eine möglichst effiziente Hilfe für die Vielzahl der Verletzten ermöglichen soll. Situationsbezogene Lösungen von speziellen Problemen werden darüber hinaus ohnehin immer notwendig sein. Die nachfolgenden Überlegungen konzentrieren sich auf den Massenanfall von Verletzten als häufigste Katastrophenfolge und auf die Bewältigung ihrer operativen und postoperativen Betreuung. Sie gehen davon aus, daß das Krankenhaus von dem Schadensereignis nicht betroffen wurde. Bei der Planung eines Krankenhauskatastrophenplanes gilt es drei unbekannte Größen zu berücksichtigen.

1. Der Zeitpunkt einer Katastrophe ist unbekannt.
2. Das Ausmaß der Schädigung ist nicht überschaubar.
3. Die Art der erlittenen Verletzungen sind nicht vorhersehbar.

Unter Berücksichtigung dieser Prämissen ergeben sich in weitgehenster Übereinstimmung mit den veröffentlichten Empfehlungen 9 Faktoren, die in jedem Krankenhaus diskutiert werden sollten. Ihre Reihenfolge kennzeichnet in etwa auch den zeitlichen Ablauf der notwendigen Planungsarbeit:

1. Kapazität.
2. Alarm und Alarmierung.
3. Aufgabenverteilung und Einsatzort.
4. Aufnahme und Notversorgung.
5. Information und Koordination.
6. Registrierung und Dokumentation.
7. Transportregelung.
8. Materialreserven – Beschaffung.
9. Dienstanweisungen.

Für die Krankenhauskatastrophenplanung existieren sogenannte Checklisten. Diese Checklisten sind in der Regel zur Erstellung eines Katastropheneinsatzplanes für Krankenhäuser sehr nützlich, aber auch zum Teil sehr umfangreich. Der Einsatz solcher umfangreichen Checklisten erscheint für den akuten Katastrophenfall nicht geeignet. In den folgenden Ausführungen sollen jedoch einige wenige wesentliche Punkte näher erläutert werden.

Kapazität des Krankenhauses im Katastrophenfall

Bei der Berechnung der Kapazität eines Krankenhauses im Katastrophenfall muß zweckmäßigerweise zwischen Aufnahmekapazität, Behandlungskapazität, Operationskapazität sowie der Kapazität der postoperativen Beatmungsplätze unterschieden werden. Orientierungspunkte hierfür sind

Zahl der Operationstische, Zahl der Betten und Intensivbetten, Zahl und Art der Spezialabteilungen und ihrer Fachärzte sowie die Anzahl eventuell noch zu schaffender Beatmungsplätze außerhalb der Intensivstationen. Hierdurch kann festgelegt werden, ob das Krankenhaus als ein sog. Leitkrankenhaus, als Spezialklinik oder als ein Ausweichkrankenhaus eingeplant werden kann.

Die Kapazitätsbestimmung kennzeichnet gleichzeitig die Grenzen der Planbarkeit. Während die Aufnahmekapazität von Leichtverletzten z. B. im Klinikum Großhadern mehrere 100 betragen könnte, geht die Behandlungskapazität von 5–8% der vorhandenen Betten aus. Es erscheint daher sinnvoll, sowohl für die Planung im Krankenhaus, als auch für die Rettungsleitstellen zwei Richtzahlen für Schwerverletzte und Leichtverletzte anzugeben, deren obere Grenzen jeweils die äußerste Belastbarkeit anzeigt. In die Kapazitätsbestimmung einzubeziehen sind selbstverständlich die Materialreserven.

Alarm und Alarmierung

Je rascher die Alarmierung der ärztlichen und nichtärztlichen Mitarbeiter gelingt, umso gezielter kann dem unvermeidlichen Durcheinander beim Eintreffen der Verletzten begegnet werden. In dieser Phase stellt jede Minute Zeitersparnis einen großen Gewinn für die Vorbereitungsarbeit dar. Je nach Größe und technischer Ausstattung erreicht der Alarm das Krankenhaus in der Regel über eine Standleitung der Rettungsleitstelle, über normale Amtsleitung oder – beim Ausfall des Telefonnetzes über Radiodurchsagen, Funkdienst der Bundespost oder eventuell auch über Lautsprecherwagen. Unabhängig davon, wie der Alarm das Krankenhaus erreicht, muß von allem im Krankenhaus Tätigen gewußt werden, wer die sofortige Einsatzleitung übernimmt und die nächsten Schritte der Alarmierung veranlaßt.

Nach übereinstimmender Erfahrung hat es sich als günstig erwiesen, daß der diensthabende chirurgische Oberarzt die Einsatzleitung übernimmt, je nach Lage der Situation die Alarmstufe festgelegt und die entsprechende Alarmierung auslöst. Über die Alarmierungsstufen besteht weitgehende Einigkeit. Am Beispiel des Klinikums Großhadern werden die folgenden Vereinbarungen aufgezeigt (Tabelle 1).

Die Alarmierung selbst erfolgt nach Personallisten. In der Regel wird die Verständigung durch Telefonanruf, Funkdurchsage oder Gegensprechanlage vorgenommen. Hierbei ist zu berücksichtigen, daß bei telefonischer Benachrichtigung pro Anruf ca. 1–3 min benötigt werden. Es ist deshalb leicht auszurechnen, daß 6–10 Telefonapparate notwendig sind, um die

Tabelle 1

Stufe		Alarmierung
I.	10–20 Verletzte, davon ca. die Hälfte schwerverletzt	Chirurgie/Neurologie/Anaesthesie/ Radiologie/Labor/Blutdepot/Pflegedienst/Verwaltung und Direktion
II.	20–50 Verletzte, davon die Hälfte schwerverletzt	wie bei I. Zusätzlich alle operativen Disziplinen, über deren 1. Dienst einschl. Pfleger, Schwestern, Stationshilfen.
III.	Mehr als 50 Verletzte oder 25–50 Schwerverletzte	Gesamtes Klinikum

Alarmierung in einer vernünftigen Zeit vorzunehmen. Verschiedene Kliniken haben sich deshalb eigene Alarmsysteme angeschafft, die zentral ausgelöst werden.

Für die Planung bedeutet es die Notwendigkeit einer klaren Vereinbarung über den Modus der Alarmierung. Leicht planbar ist auch die Vorhaltung aktualisierter Verständigungslisten und die Priorität bei der Alarmierung. Dabei sollte berücksichtigt werden, ob tagsüber oder nachts oder am Wochenende alarmiert wird. Aus Ludwigshafen stammt zum Beispiel die Erfahrung, daß 40% der Mitarbeiter am Wochenende erreichbar waren. Am Klinikum Großhadern waren bei der Alarmierung wegen des Bombenattentats auf der Theresienwiese 80% der Kollegen und Mitarbeiter innerhalb von 1½ h am Einsatzort. Zu den wichtigsten ersten Maßnahmen nach Auslösen des Katastrophenalarms gehört die Verstärkung der Telefonzentrale und das Inkraftsetzen von Vereinbarungen, die eine Blockierung der Amtsleitungen durch anderweitige Gespräche verhindern.

Aufgabenverteilung und Einsatzort

Die Aufgabenverteilung wird bei einem Massenanfall von Verletzten in der Regel von der chirurgischen Seite ausgeführt, da vom Chirurgen die entsprechenden Indikationen festgelegt werden, wie z. B. Notversorgung, Behandlungspriorität, aufgeschobene Dringlichkeit oder ambulante Behandlung. Einsatzleiter wird daher in der Regel der erfahrenste chirurgische Oberarzt sein, der zur Verfügung steht, zumindest so lange, bis die leitenden Ärzte der einzelnen Bereiche, Disziplinen, Pflegedienst und Verwaltung eingetroffen sind. Nach allgemeiner Erfahrung ist es wichtig, daß der chirurgische Oberarzt direkt bei der Aufnahme der Verletzten tätig wird, ohne sich jedoch an der direkten Versorgung zu beteiligen. Ihm obliegt die Aufgabe, das Operationsteam einzuteilen und Prioritäten festzulegen. Außerdem muß der Einsatzleiter einen möglichst engen Kontakt zur Rettungsleitstelle besitzen, um rechtzeitig die Alarmierungsstufe zu modifizieren.

Als besonders wichtig erachten wir das Konzept der dezentral eigenverantwortlichen Bereichsleiter. Sie werden vom Einsatzleiter ernannt und sind – wenn möglich – mit einem Funkgerät ausgestattet. Ihnen obliegt z. B. die Evakuierung und Unterbringung, die Not- und Schockbehandlung, der Aufbau von Operationsmannschaften, die Materialbeschaffung, der Transport und die Verkehrsregelung im Krankenhaus. Bewußt wird auf die Erwähnung einzelner Disziplinen verzichtet, da im Katastrophenfall als Regel übergreifend die Aufgaben übernommen und verteilt werden müssen. Das Konzept der dezentral verantwortlichen Bereichsleiter bietet vier wichtige Vorteile.

1. Die einzelnen Abteilungen organisieren sich selber und sind damit sofort funktionsfähig.
2. Der Einsatzleiter kann sich auf seine wichtigste Aufgabe, die Entscheidung der Indikationen, konzentrieren.
3. Im Bereich der Aufnahme geht der Überblick in den wichtigen Erststunden nicht verloren. Nur die als Bereichsleiter definierten Personen treffen sich beim Einsatzleiter. Alle anderen Mitarbeiter gehen an ihren normalen Arbeitsplatz oder an einen vereinbarten Sammelpunkt, von dem aus sie sofort abgerufen werden können. Hierdurch kann bei dem ohnehin unvermeidlichen Durcheinander ein organisatorisches Chaos im Aufnahmebereich weitestgehend verhindert werden.
4. Einen der wichtigsten Vorteile dieses Konzepts wird darin gesehen, daß Katastrophenplanung im Krankenhaus mit einem relativ kleinen Personenkreis diskutiert und vereinbart werden kann. Entscheidend ist ja primär nicht die Zahl der Helfer, sondern ihre Qualifikation, ihre Ortskenntnis und ihr Überblick.

Die Planungen im Krankenhaus müssen vor allem eine sinnvolle Raumzuordnung einschließlich Alternativen erkennen lassen. Welche Räume eignen sich als Notversorgung, Betreuung Schwerstverletzter, Massenquartiere usw.? Wenn irgend möglich, sollte die Benutzung von Aufzügen eingeschränkt werden und die Versorgung der Verletzten in einer Ebene stattfinden. Die gegenseitige Information und Koordination im Krankenhaus muß unabhängig von technischen Störungen funktionieren, deshalb sind dem Bereichsleitern Helfer zuzuordnen, die für die Übermittlung zur Verfügung stehen.

Registrierung und Dokumentation

Zur Frage der Registrierung und Dokumentation sind die einfachsten Systeme die besten. So liegen am Klinikum Großhadern eigens reservierte Zahlen vor. Im Notfall genügt durchaus die Kennzeichnung mit fortlaufender Nummerierung wie zum Beispiel K 1, K 2 usw. Aber auch andere Dokumentationssysteme wie zum Beispiel verschiedenartige farbige Aufkleber sind durchaus praktikabel.

Bezüglich der Medikamentenversorgung reicht normalerweise der vorhandene Bedarf in der ersten Phase der Versorgung aus. In diesem Zusammenhang ist jedoch darauf zu achten, daß alle Funktionsbereiche ausreichend mit Vorrat versorgt sind. Hier muß der Devise entsprechend Rechnung getragen werden:

Kleine Auswahl in großer Menge bei raschem Zugriff.

Im Hinblick auf die Bereitstellung von Respiratoren und Spezialinstrumenten kann keine definitiven Aussage gemacht werden, da deren Einsatz und Verfügung unter anderem an personelle und räumliche Voraussetzungen gekoppelt ist. Für die Rettungsleitstellen ist es jedoch wichtig zu wissen, ob in der betreffenden Klinik bestimmte Verletzungsformen schwerpunktmäßig versorgt werden können.

Dienstanweisung

Schließlich ist in einer Dienstanweisung das Ergebnis der Planungen festzulegen. Unseres Erachtens ist es unrealistisch und vor allem eine Beruhigung für die Planer, Jedermann einen kompletten Katastrophenplan auszuhändigen bzw. überall zu deponieren. Der Katastrophenplan für das Klinikum Großhadern besteht aus einer Information, die auf 2 DIN A4-Seiten zusammengerafft fixiert ist. Im Ernstfall können diese beiden Seiten relativ rasch überlesen und verstanden werden. Es genügt in aller Regel den kompletten Katastrophenplan des Bereichsleitern zugänglich zu machen. Katastrophenpläne sind vor allem für die Planungsphase sehr wichtig. Im Ernstfall hingegen müssen jedoch nur wenige Informationen gewußt werden. Ein sehr wichtiger Aspekt ist jedoch allerdings die stets aktualisierten Verständigungslisten in der Telefonzentrale.

Zusammenfassend muß festgehalten werden, daß die Planung bzw. die Krankenhausplanung für den Katastrophenfall für jedes einzelne Krankenhaus unter Berücksichtigung der vorhandenen Möglichkeiten vorgenommen werden muß. Der Katastrophenplan als solcher sollte kurz, informativ und rasch verfügbar sein unter Berücksichtigung der hier ausgearbeiteten Faktoren, die bei der Krankenhauskatastrophenplanung eine Rolle spielen.

Literatur

1. Contzen H (1981) Vorbereitungen im Krankenhaus für einen Massenanfall von Verletzten (Katastrophen-Dispositiv). Unfallchirurgie 5:88–92
2. Daerr E (1977) Katastrophenmedizin. Notfallmedizin 3:420–427
3. Hell K, Rossetti M (1979) Organisatorische Grundlagen für einen sinnvollen ärztlichen Einsatz beim Massenanfall von Verletzten. Unfallchirurgie 5: 83–87
4. Kirchhoff R (1981) Katastrophen-Medizin in der Praxis. Fortschr Med 99:887–889
5. Konzert-Wenzel K, Wischhöfer E, Seegerer K (1981) Bombenattentat Oktoberfest München 1980. Fortschr Med 99:1423–1427
6. Lanz R (1979) Grundsätze für die ärztliche Versorgung von Verletzten unter Katastrophenbedingungen. Unfallchirurgie 5:93–99
7. Leutenegger AF (1977) Katastrophenmedizin im Zivilschutz: Grundbegriffe und Aufgaben. Notfallmedizin 3:273–277
8. Lanz R (1980) Katastrophen und Katastrophenhilfe. In: Lanz R, Rossetti M (Hrsg) Katastrophenmedizin. Enke, Stuttgart, S 1–22
9. Rossetti M (1980) Katastrophenmedizin. In: Lanz R, Rossetti M (Hrsg) Katastrophenmedizin. Enke, Stuttgart, S 23–28
10. Seegerer K (1981) Rettungseinsatz nach dem Sprengstoffanschlag auf dem Münchner Oktoberfest 1980. Brandschutz DFZ Nr. 5, Kohlhammer, Stuttgart, S 150–158
11. Suren EG, Tscherne H (1980) Ärztlich-organisatorische Aufgaben zur Bewältigung ziviler Katastrophen. Unfallheilkunde 83:260–269
12. Thielen RG (1979) Notwendige Vorbereitungen der Industriebetriebe auf mögliche Unglücks- und Katastrophenfälle. Unfallchirurgie 5:72–82
13. Wischhöfer E, Hauber P, Seegerer K (1981) Der Bombenanschlag vom Münchner Oktoberfest. Münch Med Wochenschr 123:639–643

11 Militärische Hilfsquellen zur Bekämpfung einer Katastrophe im Frieden

(H.-J. Linde)

Francisco de Goya hat im Jahre 1808 das Bildnis des Kolosses, der Gewalt, gemalt und diesem Gemälde selbst den Namen „Panik" gegeben. Menschen befinden sich nach einer Großkatastrophe, vergleichbar vielleicht der Sintflut als Urkatastrophe der alten Völker, vielleicht auch nach einem *Vulkanausbruch* wie im Jahre 79 in Pompeji mit 20 000 Toten, vielleicht auch nach einem Erdbeben, wie das in Italien oder in der Osttürkei vor wenigen Jahren oder nach einer Kontamination mit Schadstoffen wie in Seveso in Italien mit 200 000 kontaminierten Patienten, Menschen in Panik befinden sich also auf der Flucht, um Natur- oder Zivilisationskatastrophen zu entgehen.

So hat Goerke in seinem Eingangsreferat über Katastrophen, die die Welt bewegten, gesprochen und anschauliche Beispiele gegeben.

Ich meine, eindeutig konnte bisher klar gemacht werden, wie wesentlich organisierte Hilfeleistung bei Eintreten einer Kastrophe ist. So sind gegebenenfalls alle Hilfsmittel sinnvoll zu nutzen, um eine Katastrophe einzudämmen, um möglichst vielen Menschen in der Katastrophensituation zu helfen und die Ausweitung einer Katastrophe durch Panik und Seuchen zu verhindern. Zu diesen Hilfsquellen zur Katastrophenbewältigung muß man in der Bundesrepublik Deutschland natürlich auch den militärischen Sanitätsdienst rechnen.

Hierzu einige Vorbemerkungen:

Grundsätzlich sind die Länder bzw. die von der Landesregierung mit der Wahrnehmung der Aufgaben des Katastrophenschutzes beauftragten Behörden zuständig für die Bewältigung von Katastrophensituationen.

Grundsätzlich ist der Einsatz von Truppenteilen oder Dienststellen der Bundeswehr zur Hilfeleistung möglich, wenn bei regionaler Gefährdung innerhalb eines der Länder die Bundeswehr angefordert wird, oder wenn bei überregionaler Gefährdung die Bundesregierung diesen Einsatz anordnet. Diese Möglichkeiten sind im Art. 35 des Grundgesetzes geregelt.

So ist der Einsatz der Bundeswehr immer dann gegeben, wenn die zuständigen Katastrophenschutzeinheiten und Hilfsorganisationen nicht oder nicht schnell genug oder nur in unzureichendem Maße zur Verfügung stehen.

Dies kann der Fall sein bei Naturkatastrophen (Erdbeben, Hochwasser, Wald- und Großbrände, Dürre, Massenerkrankungen).

Dies kann auch der Fall sein bei besonders schweren Unglücksfällen (Flugzeugabstürze, Eisenbahnunfälle, Massenkarambolagen auf der Autobahn, Unfälle in Kernenergieanlagen, oder denken sie an eine Campingplatzkatastrophe wie die in Spanien bzw. an den Massenanfall von Verletzten beim Oktoberfest 1980).

Die Entscheidung über Art und Umfang des Einsatzes von Truppenteilen und militärischen Dienststellen der Bundeswehr treffen entsprechend dem Ausmaß die jeweils regional oder örtlich zuständigen Befehlshaber und Kommandeure des Territorialheeres.

Ist bei Naturkatastrophen oder besonders schweren Unglücksfällen sofortige Hilfe geboten, kann jeder Einheitsführer selbständig die für die sofortige Hilfe notwendigen Maßnahmen treffen.

Die Gesamteinsatzleitung liegt beim zivilen Einsatzleiter der zuständigen Behörde der Inneren Verwaltung. Es ist sehr zu hoffen, daß diese Katastropheneinsatzleiter eine entsprechende Schulung erfahren haben. Negativbeispiele wie bei der Waldbrandkatastrophe in Niedersachsen machen eine solche Ausbildung entsprechenden Personals erforderlich.

Im Folgenden bleibt nun abzuhandeln mit welchen Hilfskräften die Bundeswehr zur Verfügung steht.

Dabei will ich mich auf die sanitätsdienstlichen Hilfeleistungen beschränken, möchte aber erwähnen, daß Pionier- und Panzereinheiten oftmals die erste wirksame Hilfe dadurch erbringen, daß sie das Schadengebiet eingrenzen können, Wege freimachen, um sanitätsdienstliche Hilfe an den Notfallort bringen zu können und darüber hinaus andere Kräfte der Bundeswehr mit Fernmeldeeinrichtungen und Transporteinheiten, Küchen- und Versorgungseinrichtungen wertvolle Hilfeleistungen erbringen können.

Gerade zu Beginn eines Großschadensereignisses können Hubschrauber der Bundeswehr mit Spezialausrüstung und ärztlichem sowie paramedizinischem Personal an Bord die erste Hilfe vor Ort bringen. Dies geschieht in einem *Verbundsystem* mit den Hubschraubern des Katastrophenschutzes.

Die Bundeswehr beteiligt sich an dem flächendeckenden Netz der Rettungshubschrauber mit ständig fünf Flugzeugen des SAR-Dienstes. Dies ist der Such- und Rettungsdienst der Bundeswehr. Außer den an Krankenhäusern oder ihrer unmittelbaren Umgebung stationierten *Rettungshubschraubern* stehen an 12 weiteren Standorten Hubschrauber der Bundeswehr in 5-min-Bereitschaft. Sie sind Teil des Such- und Rettungsdienstes und verantwortlich für den zivilen und militärischen Flugbetrieb über der Bundesrepublik Deutschland, wenn sich Flugzeuge in Not befinden, abgestürzt oder vermißt sind. Ich erinnere in diesem Zusammenhang an die Seenotrettung durch die bei der Marine eingesetzten Großhubschrauber vom *Typ Seaking* oder an die Bergrettungshubschrauber der Luftwaffe vom *Typ Bell U H I D*, ausgerüstet mit Seilwinden, Rettungsschlingen, Windentrage und Rettungskörben.

Reichen diese genannten Hubschraubereinheiten nicht aus, so kommen die sogenannten mittleren Transporthubschrauber des Heeres vom *Typ CH 53* zum Einsatz. Dies sind Hubschrauber, die geeignet sind sowohl schnell medizinisches Personal als auch Hilfsgüter in das Katastrophengebiet zu fliegen, als auch 23 liegende Verletzte zu transportieren. Und schließlich stehen für Langstreckenflüge, z. B. bei Katastrophen im Ausland umgerüstete *Boing 707* zur Verfügung, die eine Kapazität für je 88 liegende verletzte Personen hat.

Daneben verfügt die Bundeswehr über Transportflugzeuge vom *Typ Transall* mit einer Beladefähigkeit bis zu 62 liegenden oder bis zu 89 gehfähigen Verletzten sowie über Kurzstrecken- und Verbindungsflugzeuge vom *Typ Do 28* mit denen jeweils 5 liegende Verletzte transportiert werden können.

An Krankentransportmitteln stehen in 12 Sanitätsbataillonen und 3 weiteren Kompanien Krankenkraftwagen und *umgerüstete Omnibusse* zur Verfügung. Mit diesem Transportraum ist es immerhin möglich, in einer Fahrt über 5000 liegende Verletzte und rund 2300 sitzende Verletzte abzutransportieren.

Des weiteren verfügt der Sanitätsdienst im Frieden über einen *Verwundetentransportzug* mit einer Liegendkapazität von 296 Verletzten oder Erkrankten, ausgestattet mit Operations- und Küchenwagen. Weitere 29 behelfsmäßige Züge können von der Bundesbahn bereitgestellt und vom Sanitätsdienst ausgerüstet werden.

Personell verfügt der Friedenssanitätsdienst neben den zivilen Mitarbeitern über rund 25 000 Soldaten, die in Einheiten in Krankenhäusern oder im Truppensanitätsdienst zur Verfügung stehen.

Es bieten sich abgestuft folgende Hilfsmaßnahmen an:

a) Auf örtlicher Ebene bei begrenzten schweren Unglücksfällen der jeweilige Sanitätsdienst der Truppe bei Heer, Luftwaffe und Marine, ausgerüstet zur schnellen Hilfe bei notfallmedizinischen Maßnahmen einer begrenzten Anzahl von Verletzten.

b) Die SanOffzÄrzte der 12 *Bundeswehrkrankenhäuser* für den Soforteinsatz am Notfallort unter Beschränkung auf Sofortmaßnahmen zur Abwendung akuter vitaler Gefährdung, erste ärztliche Hilfe am Notfallort, Herstellen der Transportfähigkeit.

c) Die Bundeswehrkrankenhäuser Koblenz, Hamburg und Ulm verfügen außerdem über ärztliche Einsatzgruppen und zwar je ein mobil einzusetzendes Team für Schockbekämpfung, Reanimation und Anästhesie, je zwei Teams für Notfallchirurgie und ein solches für Innere Medizin. Die für diese Teams bereitgehaltenen Materialsätze sind luftverlastbar, können aber natürlich auch in Straßentransportmitteln mitgeführt werden.

d) Reichen die vorhandenen friedensmäßig eingerichteten operativen Behandlungsmöglichkeiten in den Bundeswehrkrankenhäusern nicht aus, so wird bei größeren Katastrophen der Einsatz von Hauptverbandplatzzügen der Sanitätskompanien – je Zug mit 2 Operationsgruppen – angeordnet.

Zusammen mit dem zuvor genannten Spezialpersonal der ärztlichen Einsatzgruppen kann unabhängig vom örtlichen Personal und Operationsgerät ein Hauptverbandplatz für chirurgische Behandlung errichtet werden oder auch durch Hinzufügen von Personal und Material die vorhandene Kapazität eines Krankenhauses erweitert werden.

Und schließlich kommt der Einsatz einer *kompletten Sanitätskompanie mit* 2 Hauptverbandplatzzügen mit je 2 Operationsgruppen, einem Krankenkraftwagenzug sowie Führungs- und Versorgungsteilen, incl. der Möglichkeit zur chemischen Entgiftung bei Großkatastrophen in Betracht. Eine solche Kompanie steht in München in ständiger Einsatzbereitschaft für Großkatastrophen. Diese Kompanie ist voll luftverlastbar und kann auch in fern abliegenden Gebieten wirkungsvoll und auf sich selbst gestellt eingesetzt werden.

Ich erinnere in diesem Zusammenhang an den Einsatz dieser Einheit auf Weisung der Bundesregierung bei den großen Erdbebenkatastrophen in *Ostanatolien/Türkei* und in *Italien*.

Wir vertreten die Meinung, daß all die zuvor von mir genannten Einrichtungen der Bundeswehr und speziell des Bundeswehrsanitätsdienstes nur dann wirkungsvoll zum Einsatz gelangen können, wenn eine entsprechende Planung für deren Einsatz vorbereitet ist. Für den friedensmäßigen Einsatz existiert eine solche Planung. Als letzte dieser Maßnahmen sind vor einem Jahr Katastropheneinsatzpläne für die 12 Bundeswehrkrankenhäuser erstellt worden.

Einsatzplanungen aber verlieren schnell ihren Wert, wenn sie nicht ständig kontrolliert und auf den neuesten Stand gebracht werden.

Einsatzplanungen sind auch dann nur von geringem Wert, wenn das Personal nicht entsprechend eingewiesen, aus und fortgebildet wird. Auch hier darf ich sagen, daß es das Anliegen des Bundeswehrsanitätsdienstes ist, eine solche Aus- und Fortbildung durchzuführen. Wir tun dies u.a. mit großer Intensität an der Münchner Sanitätsakademie der Bundeswehr und vor Ort in unseren Sanitätseinheiten und Dienststellen.

Ich hoffe, daß aus meinen Ausführungen klar geworden ist, daß der Bundeswehrsanitätsdienst in der Lage ist, wirkungsvolle Unterstützung in der Katastrophe zu geben, daß diese Unterstützung aber nur dann wirkungsvoll sein kann, wenn eine zivil-militärische Zusammenarbeit auf dem Gebiete des Sanitäts- und Gesundheitswesens gewährleistet ist. Dies funktioniert auf örtlicher Ebene weitgehend hervorragend, bedarf aber bei übergreifenden Katastrophen sorgfältiger Vorbereitung und Koordinierung. Daß es dazu auch gesetzgeberischer Maßnahmen bedarf, wird jedem Vernünftigen klar und kann nur von denen geleugnet werden, die noch nie in eine Katastrophensituation selbst geraten sind, oder die Augen verschließen, wenn andere Menschen in Not geraten. Vorsorgemedizinische Maßnahmen mit Kriegsmedizin gleichzusetzen, widerspricht jeder Logik. Vorsorge zu treffen ist geradezu die vornehmste Aufgabe des Arztes. Durch präventivmedizinische Maßnahmen jede mögliche Zivilkatastrophe einzudämmen, ist ein Teil davon.

12 Erstmaßnahmen am Katastrophenort – Sicherstellung der Vitalfunktion

(R. Janik, K. Stosseck)

Der Massenanfall von Verletzten und Kranken erfordert Festlegung von Prioritäten, Vereinfachung und Schematisierung in der Behandlung. Erste Dringlichkeitsstufe und somit sofortiger Behandlungzwang sind alle Verletzte mit akuter Lebensgefahr. In der modernen Herz-Lungen-Wiederbelebung setzt sich heute immer mehr das alphabetische Schema nach SAFAR durch, das sich in 3 Phasen und 9 Stufen gliedert (Tabelle 1).

Für den Katastrophenfall sind die ersten beiden Phasen wichtig (Dringliche Sauerstoffversorgung des Gehirn und Erstellen eines Spontankreislaufs), da Personal und Geräte für eine Langzeitbeatmung fehlen.

Für die Erstmaßnahmen kommen daher in erster Linie Basismaßnahmen ohne aufwendige Hilfsmittel in Betracht.

Ein bewußtloser Patient, der spontan atmet, wird in *stabile Seitenlagerung* gebracht und der Mund gegebenenfalls von Erbrochenem *gereinigt*.

Bei Bewußtlosigkeit und Atemstillstand wird dagegen zunächst der *Kopf überstreckt*, indem der Nacken angehoben oder das Kinn unterstützt wird. Zusätzlich sollte der Unterkiefer nach vorn gezogen und der Mund geöffnet werden (Triple airway maneuver nach Safar [5]). Zur sicheren Vermeidung

Tabelle 1. Herz-Lungen-Wiederbelebung

I. Phase:	Dringliche Sofortmaßnahmen, Sauerstoffversorgung des ZNS

A. Atemwege
B. Beatmung
C. Zirkulation

II. Phase:	Wiederherstellung einer spontanen Blutzirkulation, lebensrettende Maßnahmen im weiteren Sinne

D. Drogen
E. EKG.
F. Fibrillationsbehandlung

III. Phase:	Langzeitwiederbelebung

G. Gespräch
H. Hirntherapeutische Wiederbelebung
I. Intensivtherapie

einer Aspiration muß die endotracheale Intubation angeschlossen werden. Als Alternative zur Intubation bietet sich im Notfall die Punktion der Cricothyreoid-Membran (Koniotomie) an. Die Membrana cricothyreoidea wird zwischen Schildknorpel und Ringknorpel mit einem Querschnitt durchtrennt und eine gekrümmte Kanüle oder dünner Endotrachealtubus eingeführt.

Bei einem Atemstillstand ist die Beatmung und nicht die Intubation vorrangig, da sie einen unnötigen Zeitverlust darstellt. Die primäre Beatmung kann dabei – je nach Ausrüstung und Können (!) – als Mund-zu-Mund, Mund-zu-Nase oder Ambubeutel-Masken-Beatmung vorgenommen werden.

Die Frequenz der Beatmung sollte bei Erwachsenen alle 5 s (= 12 mal/min), bei Kindern alle 3 s (= 20 mal/min) erfolgen. Liegt gleichzeitig ein Kreislaufstillstand vor (Pulslosigkeit der A. carotis und A. femoralis, erweiterte und lichtstarre Pupillen bds.), so muß unverzüglich mit der extrathorakalen Herzmassage begonnen werden.

Die äußere Herzmassage liefert Blutdruckwerte von 100/40 mm Hg mit einer Auswurfleistung von 10–40% des Normalwertes, die für 1–2 h den Hirntod verhindert!

Bei der Ein-Helfer-Methode erfolgen Beatmung und Herzmassage in einem Verhältnis von 2:15. Initial wird 5 mal beatmet, dann wechseln 15 Herzmassagen mit jeweils 2 Beatmungen in einer Arbeitsfrequenz von 80 Herzmassagen und 16 Beatmungen ab.

Bei der Zwei-Helfer-Methode erfolgen Beatmung und Herzmassage in einem Verhältnis von 1:5.

Bei Kleinkindern wird die Beatmung als Mund-zu-Mund- *und* Nase-Beatmung durchgeführt, wobei die Frequenz der Beatmung bei ca. 40/min liegt. Die Herzmassage wird mit 2 Fingern durchgeführt, wobei das Sternum etwa 100 mal gegen die Wirbelsäule bewegt wird. Das Verhältnis Beatmung-Herzmassage beträgt 1:5, wobei die Beatmung superponiert sein sollte.

Die *kombinierte* Herz-Lungen-Wiederbelebung erfolgt nach initialer 5-maliger Beatmung in einem Wechsel von *1* Beatmung zu *5* Herzmassagen. Mit Hilfe des Zeige- und des Mittelfingers wird das Sternum mit einer Frequenz von 100–120/min gegen die Wirbelsäule bewegt. Dabei darf keine Unterbrechung der Herzmassage durch die Beatmung erfolgen!

In der zweiten Phase der Wiederbelebung gilt es, einen Spontankreislauf mit Herz- und Gefäßwirksamen Medikamenten zu erstellen!

Zugangswege sind in erster Linie periphere Arm-Hand-Vene, Vena jugularis externa, Vena femoralis.

Erst nach Einsetzen der spontanen Blutzirkulation ist die Einführung eines zentralen Venenkatheters zu empfehlen! Die intrakardiale Injektion ist mit zahlreichen Komplikationen behaftet, so daß man der intratrachealen Technik den Vorzug geben sollte. (Medikamente wie Adrenalin, Lidocain und Isoproterenol verdünnen und über Absaugkatheter instillieren!)

Bei der *medikamentösen Wiederbelebung* (Tabelle 2) steht das *Adrenalin* an erster Stelle bei einem Herzstillstand, der länger als 1–2 min dauerte. Bei Kammerstillstand bewirkt Adrenalin eine Steigerung der Kontraktilität, bei Kammerflimmern eine Erniedrigung der Defibrillationsschwelle.

Tabelle 2

1. *Adrenalin* 0,5 mg i.v. Lösung 1:1000
2. *Natriumbikarbonat* 1 mval/kg i.v.
3. *Atropin* 0,5 mg i.v.
4. *Xylocain* 50–100 mg i.v.
5. *Dopamin* 1–50 gamma/kg/min i.v.
6. *Calziumchlorid 10%* 10 ml i.v.

Natriumbikarbonat ist das zweitwichtigste Medikament bei der Reanimation, wird jedoch zurückhaltender eingesetzt. Seine Anwendung sollte sich auf die schwere metabolische Azidose und Niedervoltage-Kammerflimmern beschränken. Die blinde Puffertherapie ist mit schweren Nebenwirkungen behaftet: Hyperkapnie, iatrogene metabolische Alkalose, Hypernatriämie, Hyperosmolalität! Weitere Medikamente bei der Wiederbelebung sind *Calcium* bei Elektromechanischer Dissoziation, *Lidocain* bei Kammertachykardie oder VES und *Dopamin/Doputamin* bei kardiogenem Schock.

Bei der Defibrillationsbehandlung hat sich gezeigt, daß ihr frühzeitiger Einsatz entscheidend ist, – d.h. noch vor den übrigen Reanimationsmaßnahmen rangieren sollte. Wichtig auch, den 1. Stromstoß gleich genügend hoch zu wählen, da titrieren Zeitverlust wäre: 400 Joule bei Erwachsenen, 100–200 bei Kindern (2 Joule/kg).

Bei therapieresistentem Kammerflimmern: *Chemische Defibrillation* mit Vorgabe von 0,5–1,0 mg Adrenalin, 1 mval/kg Natriumbikarbonat, 10 ml Ca.-Glukonat und 10 ml Glukose 50%: Dadurch wandelt man u.U. das Niedervoltage-Kammerflimmern in High-Voltage-Kammerflimmern um, das einer Kardioversion zugänglich ist.

Umfang und Zeitdauer der Reanimationsmaßnahmen können im Katastrophenfall immer nur begrenzt bleiben, die Indikation ist auf jeden Fall sehr streng zu stellen! Der gänzliche Verzicht zu Gunsten der Vielzahl von Verletzten wird sicherlich den Triage Arzt bis an die Grenze seiner ethischhumanen Verpflichtung bringen.

Zusammenfassung

Jeder Massenanfall von Verletzten erfordert Festlegung von Prioritäten und Schematisierung in der Behandlung. Erste Dringlichkeitsstufe und somit sofortiger Behandlungszwang sind alle Verletzte mit akuter Lebensgefahr.

Auch für den Katastrophenfall kann das didaktische Schema nach Safar [5] angewandt werden, wobei die ersten beiden Phasen – dringliche Sauerstoffversorgung des Gehirns und Erstellen eines Spontankreislaufs – vorrangig sind. Umfang und Zeitdauer der Reanimationsmaßnahmen können im Katastrophenfall immer nur begrenzt bleiben, wobei der gänzliche Verzicht zu Gunsten der Vielzahl von Verletzten jeden Arzt an die Grenze der ethisch-humanen Verpflichtung bringt.

Literatur

1. Ahnefeld FW, Bergmann H, Burri C, Dick W, Halmagyi M, Rügheimer E (1975) Notfallmedizin. Klinische Anaesthesiologie und Intensivtherapie, vol 10. Springer, Berlin Heidelberg New York
2. Frey R, Safar P (1979/1980) Disaster medicine. International Congress (Mainz 1978) issues vol I (1979); vol II (1980). Springer, Berlin Heidelberg New York
3. Heimlich HJ (1975) A life-saving maneuver to prevent food choking. J Am Med Assoc 234:398
4. Katastrophenmedizin (1981) Leitfaden für die ärztliche Versorgung im Katastrophenfall. Bundesministerium des Inneren, Bonn
5. Safar P (1981) Cardiopulmonary-cerebral Resuscitation. A S Laerdal, Stavanger, Norway
6. Nemes C, Niemer M, Noack G (1982) Datenbuch Anästhesiologie, Fischer, Stuttgart New York

13 Schmerzbehandlung und Anaesthesie im Katastrophenfall

(P. Sefrin, G. Sprotte, D. Blumenberg)

Im Katastrophenfall stehen zur Analgesie weder die in der Praxis noch die in der Klinik üblichen Verfahren zur Verfügung. Trotzdem wird auch in dieser Situation das oberste Gebot des ärztlichen Handelns die Schmerzlinderung bei Verletzten und Erkrankten sein müssen. Es muß demnach ein wichtiges Anliegen der Katastrophenmedizin sein, praktische Analgesiemethoden zu finden, um dieser berechtigten Forderung gerecht zu werden. Bei der Anwendung eines Analgetikums soll auf der einen Seite kein Schaden entstehen, andererseits aber auch möglichst nicht die Symtomatik eines Leidens verwischt werden. Da stärkste Schmerzen nicht nur die psychische Belastbarkeit des Menschen überfordern, sondern auch zur verifizierbaren Bedrohung einiger Organsysteme beitragen können, ist eine frühzeitige Therapie zwingend indiziert. Das Gebot des Erhaltens der diagnostischen Funktion des Schmerzes tritt in diesem Falle in den Hintergrund, ohne aber vollkommen außer Acht gelassen zu werden.

Analgesie läßt sich im Prinzip auf mehreren Wegen erreichen. Üblicherweise wird sie medikamentös durch die i.v.-Applikation von Analgetika durchgeführt. Alle anderen Applikationsformen sollten nur in absolut begründeten Ausnahmefällen gewählt werden, da die Resorptionsbedingungen im Schock wenig berechenbar sind und die Zeit bis zum Wirkungseintritt zu lange ist. Neben ihrer analgetischen Potenz haben sie auch alle eine mehr oder weniger narkotisch – sedierende, antitussive und zum Teil auch euphorische Wirkung. Die häufigsten unerwünschten Nebenwirkungen sind Übelkeit, Erbrechen, Atemdepression, Veränderungen der Herzfrequenz und des Blutdrucks, Einschränkung der orthostatischen Regulationsmechanismen und eine Tonuserhöhung der glatten Muskulatur (Tabelle 1).

Zur medikamentösen Schmerztherapie stehen folgende Substanzgruppen zur Verfügung: Antipyretika, Hypnoanalgetika, Psychopharmaka und Morphin-Derivate. Die Anforderungen, die an das potente Analgetikum für den Katastrophenfall zu stellen sind, sind groß und werden von keiner Substanz in jeder Weise befriedigend erfüllt. Schneller Wirkungseintritt, lange Wirkzeit fehlende Atem- und Kreislaufwirkung sind besonders hervorzuheben und zu fordern.

Tabelle 1. Das ideale Notfallanalgetikum

1. In ausreichenden Mengen verfügbar
2. Schneller Wirkungseintritt
3. Lange Wirkzeit
4. Fehlende Nebenwirkungen auf Atmung, Kreislauf und Bewußtsein
5. Keine Suchtgefahr
6. Keine Beeinträchtigung der Symptomatik des Grundleidens
7. Gute und lange Lagerfähigkeit
8. Widerstandsfähigkeit gegen exogene Einflüsse

Zu den antipyretischen Analgetika zählen die Acetylsalicylsäure, wie z. B. Aspirin® oder Novaminsulfon (Novalgin®), sie haben einen reinen peripheren Angriffspunkt, eine gute antipyretische Wirkung und keinen sedierenden Effekt, so daß die Bewußtseinslage durch diese Medikamente nicht beeinträchtigt wird. Studien von Moertel [10] haben an einem großen Patientengut gezeigt, daß Aspirin® zu den stärksten und potentesten Analgetika dieser Gruppe gehört. Allerdings ist die analgetische Potenz dieser Substanzen begrenzt, besonders bei viszeralen Schmerzen. Ihr Vorteil liegt in einer großen therapeutischen Breite (Tabelle 2).

Als Analgetikum von Opiattyp (Opioid), das keine relevante Atemdepression verurscht, ist Buprenorphin zu nennen. Die Affinität zum Opiatrezeptor ist besonders hoch [2]. Die Wirkdauer beträgt 6–8 h. Die Wirkung ist somit länger als bei vergleichbaren Analgetika, was dem Katastrophenopfer, das bis zur definitiven Versorgung Stunden unter ungünstigen Bedingungen verbringen muß, zu Gute kommt. Diese günstig lange Wirkdauer kann möglicherweise auf eine besonders langsame Dissoziation von Opiatrezeptoren zurückgeführt werden [4]. Nach i.v.-Injektion tritt die Wirkung nach 5–10 min ein, nach i.m.-Gabe nach 20–30 min. Die therapeutische Breite ist relativ groß, so daß auch hohe Dosierungen vertragen werden. Die Atemdepression bei Normaldosierung hält sich in klinisch nicht relevanten Grenzen. So konnte an einem Kollektiv von Patienten mit koronarer Herzerkrankung nachgewiesen werden, daß es zu einer Zunahme der arteriellen CO_2-Spannung um 11% und zu einem Abfall des pO_2 um 9% kommt [7].

Tabelle 2. Analgesie im Katastropheneinsatz

I. Antipyretische Analgetika
  z. B. Acetylsalicylsäure, Novaminsulfon

  1. Rein peripherer Angriff
  2. Kein sedierender Effekt
  3. Analgetische Potenz begrenzt,
     besonders bei viszeralen Schmerzen

Tabelle 3. Analgesie im Katastropheneinsatz

II. Hypnoanalgetika

Morphin
Pethidin (Dolantin®)
Pentazocin (Fortral®)
Nefopam (Ajan®)
Tilidin (Valoron®)
Buprenorphin (Temgesic®)

Die hämodynamischen Reaktionen sind gleichfalls gering. Lediglich der Anstieg des Pulmonalarteriendruckes und des wedge pressure sollten zu einer gewissen Vorsicht bei Koronarsklerotikern führen [7]. Verglichen mit Morphin ist der analgetische Effekt des Buprenorphins 25–50mal stärker [1, 11] und damit geeignet, bei schweren Verletzungen eine ausreichende Analgesie zu garantieren. Als Alternative ist Tramadol (Tramal®) zu nennen, das in seiner Struktur einige Übereinstimmungen mit dem Morphin-Molekül erkennen läßt. Die analgetische Potenz wird allerdings drei- bis fünfmal geringer angegeben als die des Morphins [3], dafür läßt sich jedoch nur eine unbedeutende Beeinflussung der Atmung erkennen. Das Atemminutenvolumen nimmt in der postoperativen Phase nur um 5% ab [6]. Andere Untersuchungen an freiwilligen Versuchspersonen verneinten eine Atemdepression sogar vollkommen. Die Wirkung am großen und kleinen Kreislauf und am Herzen sind gering und klinisch nicht relevant [15]. Es kommt nach der i.v.-Injektion zu einer vorübergehenden Zunahme von Herzfrequenz und Blutdruck (Tabelle 3).

Einfache Analgetika wie Metamizol und Azetylsalizylsäure sind bei stärksten Schmerzen überfordert, nicht zuletzt durch das Fehlen der sedierenden Komponente. Eine zusätzliche orale Medikation von Tilidin-Tropfen (Valoron®) wäre in solchen Fällen eine sinnvolle Ergänzung. Sie könnte gegebenenfalls vom Sanitätspersonal vorgenommen werden. Gravierende Nebenwirkungen sind bei Dosierungen von 20–40 Tropfen und Dosierungsintervallen von 4–6 h nicht zu erwarten.

Die Resorption dieser Substanz beginnt bereits auf der Mundschleimhaut. Das Gebot der Nüchternheit vor operativen Eingriffen wird durch einige Tropfen dieser alkoholischen Lösung zumindest im Katastrophenfall nicht unterlaufen. Zu beachten bleibt allerdings, daß im schweren Schock eine enterale Verabreichung wegen der gestörten Resorptionsverhältnisse Schwierigkeiten bereiten kann und eine bestehende Übelkeit zum Erbrechen gesteigert werden kann. Den Fällen, bei denen schwerste Schmerzen vorliegen und eine Beseitigung therapeutisch nicht mehr möglich ist, sollte die Applikation von Morphin oder von Morphin-Derivaten vorbehalten bleiben. Die gravierenden Nebenwirkungen können in diesen Fällen den subjektiven Empfindungen des Verletzten untergeordnet werden. Nicht geregelt ist der praktische Einsatz dieser Präparate im Katastrophenfall im Hinblick auf die Einschränkungen durch das BTM-Gesetz.

Aus den dargelegten Gründen können unter den momentan auf dem Markt befindlichen Analgetika diese Medikamente für den Katastropheneinsatz empfohlen werden, ohne damit eine schematische Verabreichung zu empfehlen.

Tabelle 4. Indikationen zur Lokalanaesthesie im Katastropheneinsatz

---
Extremitätenverletzungen in Form von
1. Frakturen
2. Luxationen
3. Luxationsfrakturen
4. Amputationsverletzungen
5. Schwere Gewebszertrümmerungen

Als weitere Möglichkeit der Analgesie im Katastrophenfall bietet sich die Durchführung einfacher örtlicher Betäubungsverfahren an. Die Indikationen sind gegeben vor allem bei Frakturen, Luxationen, Luxationsfrakturen, Amputationsverletzungen oder schweren Gewebszertrümmerungen, bei denen eine Ruhigstellung und ein i.v.-Analgetikum keine befriedigende Analgesie bewirken können. Die Vorteile der Lokalanaesthesie liegen in den fehlenden Effekten auf das Herz-Kreislaufsystem, der unbeeinflußten Bewußtseinslage des Verletzten und der langdauernden Analgesie. Allerdings setzt die Maximaldosis des Lokalanaesthetikums relativ enge Grenzen. In der Regel ist nur die Anaesthesie einer einzigen Extremität möglich (Tabelle 4).

Für die Durchführung sind als besondere Anforderungen zu stellen:
– relativ einfache Technik;
– mit einer Punktion muß der Injektionsort erreicht sein;
– unkomplizierte Lagerung des Verletzten;
– Technik darf keine hohen Ansprüche an die Kooperation des Verletzten stellen (Tabelle 5 und 6).

Als Medikamente bieten sich Mepivacain 1%ig und Bupivacain 0,5%ig ohne Vasokonstriktor an. Die Maximaldosis beträgt bei Mepivacain 1% 3–5 mg/kg KG (= ca. 40 ml) und bei Bupivacain 0,5%ig 2 mg/kg KG (= ca. 30 ml) (Tabelle 7).

Tabelle 5. Vorteile der Lokalanaesthesie im Katastrophenfall

1. Fehlen der Aspirationsgefahr bei Nichtnüchternen
2. Vemeidung der Bewußtseinsausschaltung
3. Keine Ausschaltung von Reflexen und vegetativen Regelmechanismen
4. Fehlende Effekte auf Atmung und Kreislauf
5. Langdauernde Wirkung

Tabelle 6. Anforderungen an die Lokalanaesthesie im Katastrophenfall

1. Einfache Technik mit geringem Zeitaufwand
2. Mit einer Punktion muß Injektionsort erreicht sein
3. Unkomplizierte Lagerung des Verletzten
4. Technik darf keine hohen Ansprüche an die Kooperation des Verletzten stellen

Tabelle 7. Lokalanaesthesie im Katastropheneinsatz

Medikamente

1. Mepivacain (Meavein®, Scandicain®, Mepivastesin®) 1% o. V.C.
2. Bupivacain (Bupivacain-Woehn®, Carbostesin®) 0,5% o. V.C.

Dosierung

1. Mepivacain (Meavein®, Scandicain®, Mepivastesin®) 1%: 3–5 mg/kg KG; max. 400 mg
2. Bupivacain (Bupivacain-Woehn®, Carbostesin®) 0,5%: 2 mg/kg KG; max. 150 mg

Tabelle 8. Lokalanaesthesie im Katastropheneinsatz

I. *Obere Extremität*

  1. *Technik:* Winnie-Block
  2. *Indikation:*
     – Luxation
     – Frakturen
     – Luxationsfrakturen
     – Trümmerverletzungen
  3. *Vorgehen*
     Aufsuchen der Muskellücke zwischen dem Scalenus ant. und med. in Höhe des Querfortsatzes des 6. und 7. Halswirbels
  4. Vor Legen der Anaesthesie Prüfung der Sensibilität und Motorik der Hand

Als Techniken bieten sich für die obere Extremität der sog. Winnie-Block an. Die interscalinäre Plexusblockade nach Winnie ist indiziert bei Luxationen, Frakturen, Luxationsfrakturen, Trümmerverletzungen im Bereich des Schultergelenkes, Oberarms, Ellenbogengelenk, Unterarm und der Hand. Der Injektionsort befindet sich in der Muskellücke zwischen dem musculus scalenus anterior und medius in Höhe des Querfortsatzes des 6. bzw. 7. Halswirbels (Tabelle 8).

Die untere Extremität mit Ausnahme des Fußes und des distalen Unterschenkels läßt sich am einfachsten durch den „3-in-1-Block" betäuben. Diese wörtliche Übersetzung aus dem Englischen besagt, daß die 3 Hauptnerven des Plexus lumbalis, der Nervus cutaneus femoris lateralis, der Nervus obturatorius und der Nervus femoralis von einer Injektion am Nervus femoralis aus gleichzeitig anaesthesiert werden. Indiziert ist diese Leitungsanaesthesie bei Schenkelhalsfrakturen, Frakturen im Oberschenkel-, Knie- und Unterschenkelbereich. Die Anaesthesie des Fußes und des distalen Unterschenkels ist nicht möglich, da diese Hautareale vom Nervus ischiaticus versorgt werden. Die Technik ist relativ einfach: Der Applikationsort wird aufgesucht, indem vom Punktum maximum der Pulsation der Arteria femoralis ein Querfinger weit nach lateral und 2 cm unterhalb des Leistenbandes gegangen wird. Unter Kompression der Weichteile wird beim vorsichtigen Tiefergehen mit der Nadel eine Parästhesie ausgelöst und dann 20–30 ml des Lokalanaesthetikums injiziert. Auf diese Weise läßt sich mit Bupivacain eine Schmerzfreiheit für 8–12 Stunden erreichen. Der Spontanschmerz ist meist komplett beseitigt. Der Bewegungsschmerz bei Umlagerungen und Transport ist weitgehend erträglich (Tabelle 9).

Tabelle 9. Lokalanaesthesie im Katastropheneinsatz

II. Untere Extremität

1. *Technik:* 3-in-1-Block
2. *Indikation:*
   - Schenkelhalsfraktur
   - Oberschenkelfraktur
   - Fraktur im Kniegelenk
   - Fraktur im Unterschenkelbereich
3. *Vorgehen*
   Auslösen einer Parästhesie 1 QF lateral des Maximums der Pulsation der A. femoralis, 2 cm unterhalb des Leistenbandes
4. *Anaesthesierte Nerven*
   - N. Femoralis
   - N. cutaneus femoris lateralis
   - N. obturatorius

Im Gegensatz zur Notfallmedizin wird sich beim medizinischen Einsatz im Katastrophenfall vermehrt die Notwendigkeit einer Allgemeinanaesthesie ergeben. Dieses Verfahren wird allerdings erst im Bereich eines Verbandsplatzes oder im Rahmen einer stationären Versorgung zur Anwendung kommen können. Bisher wurde, was die Methode der Wahl angeht, noch keine Einigkeit erreicht. Zu beachten ist, daß die kardialen Wirkungen der meisten Narkosemittel beim schockierten Patienten zu einer unerwartet starken Kreislaufdepression führen können. Die sympatholytische Wirkung der Narkose unterstützt diese Reaktion noch bei den Patienten, die vorher

Tabelle 10. Das ideale Katastrophennarkotikum (mod. nach Rust et al. [12])

1. Ausreichende Hypnose und Analgesie bei erhaltener Spontanatmung
2. Geringe oder fehlende Kreislauf-, Atmungs- und Reflexbeeinflussung
3. Schneller Wirkungseintritt und gute Steuerbarkeit
4. Geringe Toxizität und große therapeutische Breite
5. Temperaturunempfindlichkeit und Nichtbrennbarkeit, Fehlen von Lichtempfindlichkeit und Explosivität
6. i.v. und i.m. Anwendbarkeit
7. Anwendung als Mono- oder Kombinationsanästhetikum
8. Geringe Nebenwirkungsrate

durch die sympatho-adrenerge Stimulation kompensiert waren [9]. Unter Berücksichtigung der Tatsache, daß in der Katastrophenmedizin weder aufwendige Apparaturen noch genügend versiertes Personal zur Verfügung steht, bleiben nur wenige Narkosemittel, die annähernd die Anforderungen an ein ideales Narkotikum erfüllen (Tabelle 10).

Ketamin (Ketanest®) das auch in der Notfallmedizin seinen Platz gefunden hat, kommt diesen Forderungen am nächsten. Es kann alleine als Mononarkotikum oder auch zur Kombinationsnarkose eingesetzt werden. Es hat bei der i.v.-Gabe einen schnellen Wirkungseintritt und eine gute analgetische Wirkung, wobei diese länger anhält als die hypnotische Wirkung. Bei Schwierigkeiten einer intravenösen Injektion ist auch die i.m.-Gabe möglich. Die Gefahr der Aspiration, die bei Verletzten im Katastrophenfall sehr hoch zu veranschlagen ist, bleibt durch erhaltene Laryngeal- und Pharyngealreflexaktivität vermindert [13]. Kennzeichen dieses Narkotikums ist eine besondere Stimulation des Kreislaufs mit einem Anstieg des systolischen und diastolischen Drucks, der Pulsfrequenz, aber auch des pulmonalen Gefäßwiderstandes und des myokardialen Sauerstoffverbrauches [5]. Von einigen Autoren wird allerdings die Relevanz dieser Befunde im Notfall in Frage gestellt. Patienten ohne deutliche Herzinsuffizienz oder Koronarsklerose tolerieren diese Belastung ebenso wie den etwas erhöhten

O_2-Verbrauch, so daß diese Auswirkungen unter Katastrophenbedingungen vernachlässigt werden können [8].

Für länger dauernde Eingriffe kann es schwierig werden mit Ketanest® allein auszukommen. Hier hat sich die zusätzliche Gabe von Flunitrazepam (Rohypnol®) in zweierlei Hinsicht angeboten. Einmal können die psychomimetrischen Wirkungen des Ketamin in der Aufwachphase vermindert werden, zum anderen wird eine Reduzierung des gesteigerten Muskeltonus erreicht. Diese Vorteile gehen jedoch zu Lasten der Spontanatmung, so daß dann zumindest eine Beutelbeatmung sichergestellt sein muß. Die Kombination mit Muskelrelaxantien ist möglich, eine Intubation dann allerdings Voraussetzung.

Als Sonderform einer Allgemeinanaesthesie wird auch die sogenannte Tranquanalgesie empfohlen, wobei Ketamin und Diazepam (Valium®) im Verhältnis 5:1 in einer Infusion gemischt werden, um als kontinuierliche Applikation eine Narkose aufrecht zu erhalten (250 mg Ketanest + 50 mg Valium® in 500 ml Halbelektrolytlösung). Bei der Gabe von 2 ml/kg dieser Lösung zur Einleitung und Unterhaltung mit 60–80 Tropfen/min soll diese Methode eine große therapeutische Breite haben [8].

Als Alternative kommt die Anwendung von Methohexital (Brevimytal®) in Frage, da die Auswirkungen auf die Herzkreislauffunktion sowie auf die zerebrale Durchblutung geringer sein soll als bei anderen Barbituraten [14]. Durch die kurze Wirkungszeit ist eine relativ gute Steuerbarkeit möglich. Unter den Voraussetzungen einer sicheren Ventilation kann Methohexital zusammen mit kurzwirksamen Muskelrelaxantien in Form einer Dauerinfusion unter kontrollierter Beatmung, z.B. mit einem Beutelrespirator zur Narkose verwandt werden. Es bleibt bei seiner Anwendung immer zu beachten, daß der Blut-pH-Wert, der den Ionisationsgrad und der Serum-Eiweißgehalt, den Grad der Eiweißbindung festlegt, unter ungünstigen Bedingungen zu schweren Überdosierungen führen können, weshalb eine langsame an der Wirkung orientierte Injektion erfolgen sollte [16].

Die Analgesie im Katastrophenfall steht zwischen den Forderungen der Notwendigkeit und den Hindernissen der Nachbarkeit. Es wird deshalb, da es kein Patentrezept gibt, das auch dem paramedizinischen Personal vermittelt werden kann, leztlich auf das pragmatische Handeln des einzelnen Arztes ankommen. Grundstock muß jedoch nicht nur entsprechendes Fachwissen sein, sondern auch eine ausreichende Praxis in den verschiedenen Methoden. Da dies aber keineswegs bei jedem Arzt vorausgesetzt werden kann, sind wir noch weit davon entfernt, unter Katastrophenbedingungen einer großen Anzahl von Opfern die erforderliche Analgesie garantieren zu können. Die Bekämpfung des Schmerzes, evtl. in Kombination mit einer Sedierung, soweit von Seiten des Kreislaufs vertretbar, kann auch der Bekämpfung der im Katastrophenfall immer vorhandenen Panik dienen und somit nicht nur zu einer Verbesserung der Situation des Einzelnen, sondern auch zu einer Beruhigung der Gesamtsituation beitragen.

Literatur

1. Dobkin AB (1977) Buprenorphine hydrochloride: Determination of analgetic potency. Can Anaesth Soc J 24:186
2. Downing JW, Leary WP, White ES (1977) Buprenorphine: A new potent longacting synthetic analgesic, comparison with morphine. Br J Anaesthesiol 49:251
3. Friderichs E, Felgenhauer F, Jangschaap P, Osterloh G (1978) Pharmokologische Untersuchungen zur Analgesie, Abhängigkeits- und Toleranzentwicklung von Tramadol, einem stark wirkenden Analgetikum. Arzneim Forsch (Drug Res) 28:122
4. Hamlroock MJ, Rauce MJ (1976) The interaction of buprenorphine with opiatreceptor: Lipophilicity as a determining factor in druck-receptor kinetics. In: Opiates and endogene opioid peptides. Elsevier, Amsterdam, S 295
5. Kettler D, Hellige C, Hensel J, Martel J, Bretschneider HJ (1973) Die Bedeutung von hämodynamischen Veränderungen durch Ketamin für den Sauerstoffbedarf und die Sauerstoffversorgung des Herzens. In: Gemperle M, Kreuscher H, Langrehr D (Hrsg) – Ketamin, Anaesthesiologie und Wiederbelebung, Bd. 69. Springer, Berlin, Heidelberg New York, S 22
6. Klose R, Ehrhart A, Jung R (1982) Der Einfluß von Buprenorphin und Tramadol auf die CO_2-Antwort in der unmittelbar postoperativen Phase nach Allgemeinanaesthesie. Anästh Intens Notfallmed 17:29
7. Kramer M, Stoyanov M, Komeriner D, Kluig D, Walter P, Hempelmann G (1982) Wirkung von Buprenorphin auf Kreislauf und Atmung. Med Welt 33:830
8. Kreuscher H (1981) Anästhesie unter Feld- und Katastrophenbedingungen. In: Dick W (Hrsg) Ketamin in Notfall- und Katastrophenmedizin. perimed, Erlangen, S 49
9. Laubenthal H, Peter K (1981) Anästhesie und Wiederbelebung im Katastrophenfall. Wehrmed Wehrpharm 2:47
10. Moertel CG (1980) Treatment of cancer pain with orally administered medications. JAMA 244:2448
11. Orwin JM, Orwin J, Price M (1976) A double blind comparison of Buprenorphin and Morphine in conscious subjects following administration by the intramuscular route, Acta Anaesth Belg 27:171
12. Rust M, Kolb E (1981) Schmerzbehandlung und Narkosen in der Notfall- und Katastrophenmedizin. Münch Med Wochenschr 123:207
13. Rust M, Kolb E, Landauer B (1980) Probleme der Anästhesie im Katastrophenfalle. Intensivmed. Prax 2:37
14. Schmidt H (1977) Methohexital-Natrium im Vergleich zu anderen intravenös applizierten Narkosemitteln. Vortrag auf dem Methohexital-Symposium am 19.6.1977 in Wien
15. Vogel W, Buchardi H, Sihler K, Valic L (1978) Über die Wirkung von Tramadol auf Atmung und Kreislauf. Arzneim Forsch (Drug Res) 28:183
16. Walter F, Wiemers K (1980) Auf gewohnte Hilfsmittel und Verfahren muß verzichtet werden. Notfallmedizin 6:1201

14 Chirurgische Erstmaßnahmen bei Katastrophen

(E. Ungeheuer)

Während in der Nähe des Katastrophenortes die Notversorgung und Sichtung, also die *erste Triage* durch den Notarzt bzw. den „leitenden Notarzt" und „Rettungssanitäter" vorgenommen wird, sind es in den Krankenhäusern bei der *zweiten Triage*, die dort tätigen Ärzte der einzelnen Disziplinen, vor allem aber die Chirurgen.

Aus vergangenen Katastrophen wissen wir, daß ca. 20% der Katastrophenopfer einer sofortigen chirurgischen Behandlung bedürfen, woraus nicht unschwer abzuleiten ist, daß bei einem solchen Massenanfall in Krankenhäusern sehr rasch eine Dekompensation in allen Bereichen eintreten kann. Es ist daher einer der wichtigsten Aufgaben zur Bewältigung der chirurgischen Erstmaßnahmen durch eine entsprechende Planung die Möglichkeit zu schaffen, daß eine sofortige Leistungssteigerung in allen Sektoren des Krankenhauses gewährleistet ist und diese auch auf längere Zeit anhalten kann. Auch im Krankenhaus – und ich meine erst recht dort – erfordert jede Krisensituation neben klaren Richtlinien eine autoritäre und leistungsbezogene Führung.

Die *chirurgische Erstversorgung* fällt nach der Skala der Dringlichkeitskategorie meistens in die zweite Stufe und sie ist dadurch eigentlich in die sog. *aufgeschobene Behandlung*, da sie innerhalb von 4–8, bzw. 8–24 h erfolgen muß, einzuordnen.

Es handelt sich dabei um Verletzte, bei denen die notwendige Therapie am Katastrophenort zurückgestellt wurde, weil eine solche dort nicht möglich, vielleicht aber auch nicht nötig war. Das Krankenhaus ist nach dem Katastrophenort und der Sammelstelle sozusagen der *dritte Platz* für eine mögliche Behandlung, und zwar für eine chirurgische Erstversorgung. Demnach sind die chirurgischen Abteilungen und Kliniken – die wichtigste Säule in der Versorgung der Katastrophenopfer – das letzte Glied in der Behandlungskette. Es ist daher unsere Pflicht, und diese resultiert aus unserer ethischer Verantwortung für den Katastrophenfall, gleichgültig, wodurch er ausgelöst wird, vorbereitet zu sein, um in der Katastrophensituation auch im Krankenhaus das Bestmögliche zu tun.

In die von mir abzuhandelnde *chirurgische Erstversorgung* schließe ich auch die Berücksichtigung der Reaktion bei längerfristigen Extrembelastungen, also die *Panikverhütung*, die Ausschaltung von intensiven *Hyperaktivitäten*, die gekennzeichnet sind durch unnötige Handlungen, mit ein. Zur Vermeidung bzw. zur Eindämmung dieser Situationen ist im Augenblick der Katastrophe im Krankenhaus niemand zuständig und vorhanden. Der Phase der *Hoffnungslosigkeit* und *Verzweiflung*, die nicht nur die Opfer, sondern auch das Personal befallen können, ist durch entsprechendes Auftreten der Führungskräfte in den chirurgischen Abteilungen frühzeitig entgegenzusteuern. So soll der Chirurg der ruhige Pol im Krankenhaus sein, um den Verletzten das Gefühl relativer Sicherheit und Aussicht auf Rettung zu vermitteln. Ein Chaos im Krankenhaus kann sicherlich nicht durch die Spontanität des Helfenwollens eines jeden einzelnen geordnet oder vermieden werden.

Auch die chirurgischen Erstmaßnahmen beim Massenanfall im Krankenhaus verlangen die *Festlegung von Prioriäten*. Eine *Vereinfachung und Schematisierung in der Behandlung* ist besonders bei der *zweiten Triage* zu berücksichtigen. Diese soll, wenn möglich, den Verletzten zu einer definitiven Behandlung führen. Natürlich spielt bei dieser speziellen chirurgischen Erstversorgung das Leistungsvermögen der betreffenden Krankenhäuser, die im allgemeinen nicht allzuweitweg vom Katastrophenort liegen können, eine überragende Rolle. Für die Aufnahme von Schwerverletzten wird zwangsläufig durch die Zahl der sog. Beatmungsplätze eine Limitierung in allen Krankenhauskategorien eintreten. Es ist darüber hinaus allgemein bekannt, daß auch heute noch die meisten Krankenhäuser nicht für den Katastrophenfall vorbereitet, geschweige denn eingerichtet sind.

Wenn man davon ausgeht, daß die frühzeitige fachchirurgische Behandlung die entscheidende Rolle für die unmittelbaren Überlebenschance bei den Schwer- und Schwerstverletzten darstellt, so ist es verständlich, wenn für die Triage in einem Krankenhaus der *erfahrendste Chirurg* zur Verfügung stehen muß. Die zweite Dringlichkeitsstufe, von der wir sprechen, beinhaltet nämlich die Zeitgrenze zwischen 6–12, bzw. 12–max. 24 h nach dem Katastrophenfall. Es ist daher notwendig, eine neuerliche Überprüfung der am Katastrophenort getroffenen Sortierung in die entsprechende Versorgungsstufe *nochmals* vorzunehmen. So kann sich ein zuerst moribund erscheinender Patient soweit erholt haben, daß er einem operativen Eingriff zugeführt werden kann und umgekehrt kann ein inzwischen stabilisierter Kreislauf die schon angesetzte operative Versorgung verzögern oder sogar aufheben. Dies bedeutet, daß sich die Triage im Krankenhaus nach zwei Schwerpunkten zu richten hat,

Chirurgische Erstmaßnahmen bei Katastrophen

Sie muß sich:

1. nach der katastrophenbezogenen Behandlungstaktik und
2. nach der vereinfachten und standardisierten Behandlungstechnik richten.

Es bestehen, und dies muß nicht besonders betont werden, zwischen der chirurgischen Erstbehandlung im Normalbetrieb ein grundlegender Unterschied zur chirurgischen Erstversorgung beim Massenanfall. Die folgende Besprechung der einzelnen Veletzungsarten dürfte dies deutlich machen.

Wenn auch die *Arterienverletzungen* an Häufigkeit weit hinter den anderen Verletzungsarten liegen, möchte ich wegen der Dringlichkeit der operativen Blutstillung und der Versorgung von Gefäßverletzungen damit beginnen.

In Katastrophensituationen fallen etwa 1–3% Arterienverletzungen an. Nach De Bakey betrug die arterielle Blutung bei den Amerikanern im Zweiten Weltkrieg 1% und Vietnamkrieg 2,5% aller Verletzungen. In 40% waren größere Venen beteiligt. In der Regel dürfte bei Massenanfall und unter Katastrophenbedingungen eine rekonstruktive Gefäßversorgung die Ausnahme darstellen. Am häufigsten ist die Gefäßligatur dicht bei der Verletzung unumgänglich. Diese Maßnahme stellt das erste Ziel zur Erhaltung des Lebens mit effektiver Blutstillung dar. Erst an zweiter Stelle mit einem untergeordneten Ziel steht die Behebung der Ischämie, also z. B. die Erhaltung der Extremität. Die Ligatur ist proximal und distal der verletzten Arterie der Ligatur am sog. Ort der Wahl bei den Arterien vorzunehmen. Hierdurch werden weder die collaterale Versorgung noch eine evtl. doch später mögliche definitive Behandlung ausgeschlossen. Nach Ligaturen der Hauptarterie ist mit einer 50% sekundären Amputationsquote zu rechnen. Es hat sich aber gezeigt, daß die Amputationsrate gesenkt werden kann, wenn man konsequent die Ligaturen am Verletzungsort vornimmt und auch Collateralen entsprechend versorgt. Natürlich spielt die Länge der Abbindungszeit eine große Rolle. Daher müssen bei der Triage im Krankenhaus in erster Linie die Patienten mit liegender Abbindung berücksichtigt und einer Versorgung ihrer Gefäßverletzung zugeführt werden. Da die ideale definitive Behandlung in der Rekonstruktion der verletzten Gefäße zu sehen ist, sollte auch im Katastrophenfall die Möglichkeit, einen solchen Eingriff durch Überführung in einer Spezialabteilung, die u. U. auch im Massenanfall noch nicht so frequentiert wurde, ausgeschöpft werden. Es darf auf keinen Fall, gleichgültig wo auch immer, eine langwierige Rekonstruktion vorgenommen werden, wenn dadurch die Erhaltung des Lebens anderer, die inzwischen unversorgt bleiben müßten, gefährdet wird. Hier ist bewußt das Risiko in Kauf zu nehmen, daß wegen der Fortdauer der Ischämie eine Amputation zum späteren Zeitpunkt unumgänglich wird.

Die Behandlung von *Venenverletzungen* stellt im allgemeinen kein so schwerwiegendes Problem dar. Sie können meistens durch Kompressionsverband oder Ligatur ohne großen Zeit- und technischen Aufwand versorgt werden.

In eine ähnliche Dringlichkeitsstufe im Krankenhaus werden die *Thoraxverletzungen*, also die Störungen der Atmung und des Kreislaufes bei der Triage einzuordnen sein. Neben der Blutstillung sich die Hauptaufgaben der chirurgischen Erstversorgung in der zweiten Behandlungsphase die Dekompression der Pleurahöhle von Luft und Blut und die Freihaltung der Atemwege. Es sind perforierende von stumpfen Verletzungen zu unterscheiden. Die große Mehrzahl der Thoraxverletzten lassen sich durch konservative Behandlung, zu der wir auch die Punktion und Drainage zählen möchten, relativ leicht behandeln. Das stumpfe *Thoraxtrauma* mit Rippenserien*frakturen* kann ebenso wie die *Sternumfraktur* zur paradoxen Atmung mit rascher lebensbedrohender Ateminsuffizienz führen. Neben der Schmerzbekämpfung ist, wenn möglich, eine sofortige provisorische Stabilisierung durch die sog. „innere Schienung", also durch Intubation vorzunehmen oder wenn nicht möglich, wird ein gepolsterter Klebe- bzw. elastischer Verband angelegt. Die bei den Rippenfrakturen nicht seltene Mitbeteiligung von Pleura und Lunge kann zum *Pneumothrax*, *Spannungspneumothorax* und *Hautemphysem* führen. Während auch ein massives subkutanes Emphysem keiner besonderen Behandlung bedarf, soweit es nicht auf das Mediastinum übergeht, sind beim *Spannungspneumothorax* die bekannten sofortigen Maßnahmen durch Pleurapunktion und Legen eines Tiegelventils oder wenn möglich, Anbringung einer Unterwasserdrainage nach Bülau erforderlich.

Die Frage nach der bestmöglichen Therapie des *offenen Pneumothorax* am Katastrophenort ist zurzeit noch nicht definitiv geklärt. Nach den noch gültigen Richtlinien ist der offene Pneumothorax möglichst bald durch einen luftdichten Verband in einen geschlossenen Pneumothorax umzuwandeln, insbesondere dann, wenn keine Intubationsmöglichkeit besteht. Bei der chirurgischen Erstversorgung im Krankenhaus ist je nach Ausmaß der Thoraxverletzung der operative Nahtverschluß bei gleichzeitiger Thoraxdrainage vorzunehmen.

Der *Haematothorax* oder *Haematopneumothorax* wird zunächst mit einer Bülau-Drainage entlastet und von der gemessenen Blutmenge und der Kreislaufsituation ist es abhängig zu machen, ob eine Thorakotomie ausgeführt werden muß oder nicht. Im allgmeinen wird man nach Ablaufen von 1500–2000 ml Blut und Fortbestehen des Blutabflusses aus der Drainage die Indikation zur Thorakotomie stellen. Schwere Verletzungen am Lungenparenchym, Bronchus und Trachea zwingen zu einer Frühthorakotomie, die allerdings an eine etwas aufwendigere Infrastruktur des betreffenden Krankenhauses gebunden ist. Aber sehr häufig – und dies beobachten wir täglich bei den polytraumatisierten Patienten mit Thoraxverletzungen – ist durch die zunächst eingeführte Bülau-Drainage eine Stabilisierung der Herz- und Lungenfunktion zu erreichen, um dann evtl. weitere Maßnahmen, u. U. auch an einem anderen Ort, ausführen zu können.

Die bedrohliche *Herzbeuteltamponade*, die nicht selten beim stumpfen und penetrierenden Thoraxtrauma auftreten kann, sollte durch eine rasche Pericardpunktion zunächst diagnostisch gesichert und dann auch entlastet werden. Die weitere Behandlung richtet sich nach dem Verlauf und der gegebenen Situation des Krankenhauses und der Katastrophenlage.

Das *Polytrauma* spielt beim Massenanfall eine große Rolle, da neben den Extremitätenverletzungen eine Mitbeteiligung der beiden großen Körperhöhlen in etwa 10–20% zu beobachten ist. Es würde den Rahmen dieses Beitrages sprengen, wenn im einzelnen auf die Schwierigkeiten in Diagnostik und Therapie eingegangen werden müßte. Es sei aber betont, daß bei der zweiten Triage zur chirurgischen Erstbehandlung im Krankenhaus, allein schon wegen der Wahl des Zugangsweges eine Entscheidung, welche Körperhöhlenverletzung im Vordergrund steht, erforderlich wird. Ob zuerst laparotomiert oder erst thorakotomiert wird, hängt allein von dem klinisch-radiologischen Befund ab. Die sog. „zweite" Höhle ist, sei es aus diagnostischen oder aus therapeutischen Gründen, auch transdiaphragmal zu erreichen. Da die meisten Chirurgen eher zu einer Laparotomie geneigt sind, empfehlen wir im Zweifelsfall bei einer abdomino-throaklen Symptomatik die ausgiebige mediane Laparotomie, um dann die evtl. mitverletzte Thoraxseite transdiaphragmal zu inspizieren oder bei Schräglagerung des Patienten die Thorakotomie anzuschließen. Zwerchfellrupturen sind je nach der Begleitverletzung entweder rein adominal oder thorakal zu versorgen.

In der schon klassisch gewordenen Darstellung der „Chirurgie unter Katastrophenbedingungen" des Schweizer Chirurgen Lanz [4] wird vermerkt, daß die *Abdominalverletzungen* wegen ihrer schlechten Prognose zu Gunsten einfacherer und häufigerer Extremitätenverletzungen mit primär besserer Überlebenschance nicht die gleiche Dringlichkeitsstufe haben könnten. Diese Überlegungen haben sicherlich bei extremen Katastrophenbedingungen eine Berechtigung, aber im allgemeinen sollte man die *Abdominalverletzung* auch im Katstrophenfall wie jede andere lebensbedrohliche Situation einer möglichst umgehenden Behandlung unterziehen. Die zunehmende Zahl von Mehrfachverletzungen in den letzten Jahren hat gezeigt, daß diagnostische Verfahren, zu denken ist hier insbesondere auch an die *peritonelae Lavage*, eine rasche Abklärung ermöglichen. Letztere Methode ist standardisiert und kaum komplikationsträchtig. Eine in Lokalanaesthesie vorgenommene Stichinzision 2–3 cm unterhalb des Nabels in der Medianlinie mit Einführung eines Peritonealkatheters in das Abdomen, zeigt schon sehr häufig, ob eine Blutung oder eine Darmverletzung vorliegen. Auch das Einlaufenlassen einer Spüllösung mit etwa 1000 ml Kochsalzlösung, bei Kindern 500 ml genügt, um bei leichtem Drehen und Wenden des Patienten die abgelaufene Spüllösung mit dem entsprechenden Abdominalinhalt zu vermischen. Diese Untersuchung bedeutet keinen Zeitverlust und keinen besonderen Aufwand. Sie kann auch unter Katastrophenbedingungen im Krankenhaus vorgenommen werden. Bei positivem Befund empfiehlt sich die chirurgische Behandlung des stumpfen und perforierenden Abdominaltraumas im Katastrophenfall nach einer hier aufgestellten Standardisierung vorzunehmen. Die Größe und Art der äußeren Wunde am Abdomen erlaubt keine Rückschlüsse auf die Schwere und das Ausmaß der inneren Verletzung. Daher ist immer eine ausgiebige mediane Laparotomie zu empfehlen. Zur Stillung einer Blutung sind bei Leber, Pankreas, Niere und Darm organerhaltende Eingriffe vorzunehmen, während die Milz exstirpiert wird. Von großer Bedeutung ist die genaueste Inspektion des Magen-Darm-Kanales nach kleinen perforierenden Verletzungen. Das Übersehen, auch der kleinsten Darmläsion, kann tödlich sein. Die Überprüfung der Unversehrtheit der beiden Zwerchfellhälften ist obligatorisch.

In 5 – 10 % der stumpfen und penetrierenden Bauchverletzungen ist auch eine *Nieren- und Harnwegsverletzung* dabei. Bei der reinen Nierenverletzung steht die Beherrschung der lebensbedrohenden Blutung im Vordergrund. Bei Harnwegsverletzungen wird im allgemeinen ein gewebeschonendes Débridement mit einer Schienung durch Kathether empfohlen. Bei größeren Verletzungen wird der Urin oberhalb der Verletzungsstelle abgeleitet und der Verletzungsbereich selbst ausgiebig drainiert.

Die *Extremitätenverletzungen* sind zwar von ihrem Volumen und ihrer Ausdehnung her wichtig, aber bei der zweiten Triage im Krankhenhaus relativ problemlos einzuordnen. Dies trifft besonders dann zu, wenn man bei den von mir bereits erwähnten Verletzungsarten ihre unmittelbar lebensbedrohenden Auswirkungen berücksichtigt. In über 50 % muß man mit Extremitätenverletzungen rechnen, wobei mehr als die Hälfte dieser Verletzungen mit einer offenen Fraktur einhergehen. Die chirurgischen Erstmaßnahmen im Katastrophenfall richten sich bei der Extremitätenverletzung nach drei Gesichtspunkten.

1. Erhaltung der Extremität;
2. Vermeidung von Infektion; und
3. Verhütung von Zusatzschäden.

Durch stark disloziierte Frakturen sind Ab- oder Einklemmungen von Arterien und Venen nicht selten und diese müssen durch sofortige Reposition freigemacht und freigehalten werden. Dadurch kann in einem hohen Prozentsatz die gefährdete Extremität erhalten werden.

Bei der *offenen Fraktur* sollte die Wundbedeckung schon am Katastrophenort erfolgt sein und es muß nunmehr durch ein unverzügliches, gründliches *Débridement* die Gefahr einer Infektion eingeschränkt werden.

Das *Débridement* stellt bei allen Weichteilverletzungen, insbesondere bei den Extremitäten die *erste Phase* der zweiteiligen Wundbehandlung dar. Neben der offenen Wundverorgung ist es mit einer Ruhigstellung der Extremität verbunden. Es muß äußerst sorgfältig vorgenommen werden. Als sog. Wundtoilette hat das Débridement absoluten Vorrang vor anderen Maßnahmen, wie z. B. die Stabilisierung und die funktionsgerechte Versorgung der Fraktur. Erst in der zweiten Phase wird einige Tage später der *verzögerte Wundverschluß* ausgeführt.

Was die *Stabilisierung* der Frakturen betrifft, so hat der *Fixateur externe* eine Wandlung auch für die Katastrophenmedizin herbeigeführt. Es ist hier nur zu wünschen und zu hoffen, daß die entsprechenden Geräte im Rahmen einer Vorratsvorsorge in Vorratslagern und Materialdepots zur Verfügung stehen. Das Finanzierungsproblem für die allgemeinen Krankenhäuser dürfte unter den heutigen Gesichtspunkten sehr groß sein. Darüber hinaus wird aber auch weiterhin der gespaltene Gipsverband in Kombination mit Drähten angewandt werden müssen. *Osteosynthesen* sind in dieser Phase der Katastrophenchirurgie meiner Ansicht nach nicht angezeigt. Durch eine ordnungsgemäße „Enttrümmerung" der Wunde, die eine Exzision des devitialisierten Gewebes mit Entfernung von Fremdkörpern und Blutkoagula beinhaltet und einer Fixation durch den Fixateur externe oder durch die genannten Gipsverbände, ist mit größerer Sicherheit eine Wiederherstellung der Extremität zu erreichen als durch eine unter Katastrophenbedingungen durchgeführte Osteosynthese. Sie gehört in die chirurgische Endversorgung und unterscheidet sich dann in nichts von der operativen Frakturbehandlung außerhalb der Katastrophensituation.

Für die chirurgische Erstversorgung darf *zusammenfassend* festgestellt werden, daß es bei einem Massenanfall von Verletzten im Krankenhaus zunächst gilt, die Dekompensierung von Personal und Verletzten zu verhüten. Aber oberstes Gebot ist, daß durch eine qualifizierte Person die zweite Triage für die chirurgische Erstversorgung vorgenommen wird, wobei es nicht abträglich ist, auch die gewohnten chirurgischen Indikationen in einer sinnvollen den Katastrophenbedingungen angepaßten Weise in die diagnostischen und therapeutischen Überlegungen mit einzubeziehen. An erster Stelle bei allen Überlegungen hat die Erhaltung des Lebens durch eine katastrophen-angepaßte chirurgische Taktik und Technik und dann erst die Abwendung von evtl. zu erwartenden Spätfolgen zu stehen.

Literatur

1. Hartel W, Steinmann R (1981) Chirurgie im Katastrophenfall. Dtsch Ärztebl 78:2237
2. Hartel W, Steinmann R (1982) Chirurgie im Katastrophenfall. Diagnostik 15:370
3. Koslowski L (1981) Katastrophenmedizin – Leitfaden für die ärztliche Versorgung im Katastrophenfall. Der Bundesminister des Inneren (Hrsg)
4. Lanz R (1978) Chirurgie unter Katastrophenbedingungen. Chirurgie der Gegenwart, Bd IVa
5. Lanz R (1979) Chirurgische Taktik und Technik beim Massenanfall-Triage im Krankenhaus. Langenbecks Arch Chir 349:225
6. Lanz R, Rosetti, M (1980) Katastrophenmedizin. Enke, Stuttgart
7. Schweiberer L (1979) Richtlinien bei der Behandlung von Frakturen und Luxationen beim Massenanfall. Langenbecks Arch Chir 349:234
8. Trede M (1979) Gefäßverletzungen beim Massenunfall-Rekonstruktion oder Amputation? Langenbecks Arch Chir 349:243
9. Tscherne H, Suren FG (1978) Lebensrettende Sofortmaßnahmen und Triage am Katastrophenort. Langenbecks Arch Chir 349:221
10. Wedel KW (1980) Bedeutung des Fixateur externe für die Katastrophenchirurgie. Wehrmed Monatsschr 24:342

15 Sauerstofftransportierende Lösungen als Blutersatzmittel

(F. Jesch)

Vollblut und Erythrozytenkonzentrate besitzen die entscheidenden Nachteile der begrenzten Verfügbarkeit, der unverzichtbaren Überprüfung der Blutgruppenspezifität und der limitierten Lagerungszeit. Diese Eigenschaften schränken den Einsatz roter Blutzellen besonders bei Fehlen spezifisch ausgebildeten Personals und technischer Einrichtungen beträchtlich ein. Blut eignet sich somit nicht als sofort, überall und ohne Vorprüfung einsetzbares Therapeutikum.

Andererseits ist bei der Behandlung akuter schwerster Blutverluste die Verabreichung von Sauerstoffträgern zur Aufrechterhaltung der vitalen Organfunktionen unerläßlich. Es ist daher nicht verwunderlich, daß seit mehreren Jahren die Entwicklung und Testung von Volumenersatzmitteln mit der Eigenschaft des Sauerstofftransports betrieben wird.

Zunächst lag es nahe, freies Hämoglobin in kristalloider Lösung auf seine Verwendbarkeit als sauerstofftransportierendes Volumenersatzpräparat zu untersuchen, da folgende Eigenschaften es besonders geeignet erscheinen ließen: Die hohe Sauerstoffkapazität durch chemische Bindung, das günstige Molekulargewicht zur Aufrechterhaltung eines intravasalen kolloidosmotischen Druckes und die billige Herstellung aus überalteten Blutkonserven. Letztere Eigenschaft bedeutet jedoch gleichzeitig wieder eine limitierte Verfügbarkeit.

Nicht zuletzt deshalb wird seit über 10 Jahren mit der experimentellen Untersuchung von Fluorokarbonen ein weiterer Weg beschritten, Volumenersatzmittel mit der Fähigkeit des Sauerstofftransportes herzustellen [2–5, 15]. Fluorokarbone sind synthetisch gewonnene, wasserunlösliche, chemisch und biologisch inerte Verbindungen ausschließlich aus Kohlenstoff, Fluor und gelegentlich einem weiteren Element. Die Herstellung erfolgt in beliebiger Menge unschwer auf chemischem und elektrochemischem Weg. Die hohe Löslichkeit von Sauerstoff ist dabei von besonderem Interesse. Die zunächst sehr hoch erscheinende Bindungskapazität von 40–50 ml Sauerstoff in 100 ml reinem Fluorokarbon erfordert jedoch Voraussetzungen, die in vivo nicht gegeben sind. Denn nur 20–35%ige Emulsionen von z. B. Fluosol-DA® – dem bisher vielversprechendsten Fluorokarbon – besitzen ausreichende rheologische Eigenschaften. Bei dieser Konzentration ist die Sauerstoffkapazität jedoch auf etwa 7 bzw. 10 ml/100 ml Emulsion, nach neueren Messungen sogar auf 5,7 bzw. 8,3 ml/100 ml Emulsion reduziert [24, 28].

Die Konsequenzen aus den unterschiedlichen Sauerstoffbindungskurven von Hämoglobin bzw. Fluorokarbonemulsionen sind unschwer zu erkennen. Bei normaler Sauerstoffkonzentration in der Einatmungsluft, wie sie dem Verletzten am Unfallort zur Verfügung steht, wird in 100 ml Fluosol-DA® mit einer Konzentration von 20% nur etwa 1 ml Sauerstoff gelöst.

Soll die physiologische Menge von 5-6 Vol% Sauerstoff aus dem arteriellen Blut freigesetzt werden, muß in Fluosol-DA-Emulsionen ein Sauerstoffpartialdruck von mindestens 550 mmHg vorliegen. Dies erfordert jedoch einen Sauerstoffanteil in der Einatmungsluft von etwa 80%. Die zusätzlich erforderliche Verabreichung von Sauerstoff wird somit den Einsatz von Fluorokarbonen als initiales Blutersatzmittel beträchtlich einschränken.

Auch die Löslichkeit für CO_2 in Fluorokarbonen ist gegenüber Vollblut vermindert. Bei einem pCO_2 von 40 mmHg sind in Blut mit normalem Hämatokrit etwa 50 Vol% CO_2 gelöst, in Fluosol-DA® dagegen nur etwa 5 Vol% [16].

Neben dem Gastransport stellen Ausscheidung und Speicherung die wesentlichen Probleme des Erythrozytenersatzes durch Fluorokarbone dar. Die Halbwertszeit im Gewebe ist abhängig von der Teilchengröße und der Art des Fluorokarbons. Sie liegt zwischen 6 und 900 Tagen. Für die beiden Hauptbestandteile von Fluosol-DA® werden bei Ratten etwa 7 bzw. 65 Tage angegeben [25, 26]. Dieses noch vertretbar erscheinende Ausscheidungsverhalten darf jedoch nicht darüber hinwegtäuschen, daß nach Verabreichung von 20 g/kg KG Fluosol-DA® bei Ratten selbst nach 6 Monaten noch eine Speicherung in Leber und Milz, vor allem aber im Knochenmark nachweisbar war [25, 26]. Zytotoxische, kanzerogene, teratogene oder mutagene Effekte sind durch diese Speicherung bei Tieren nicht nachgewiesen worden [10, 11, 14].

Fluosol-DA® wurde bisher vor allem bei bauchchirurgischen Eingriffen in Dosen von 1000-1500 ml [20, 22, 23], aber auch nach Myokardinfarkt [17], Verbrennungen [17] und zur Angiographie [6] verwendet. Es wurden dabei folgende Ergebnisse erzielt: Die hämodynamischen Werte stabilisieren sich, gelegentlich wird eine normotensive Bradykardie beobachtet. Der arterielle pCO_2 nimmt während und nach der Infusion kontinuierlich zu [19]. Zur Demonstration, wieviel Sauersoff von Fluosol-DA® nach der Infusion zur Gewebeversorgung beigetragen wird, sollen Befunde von Ohyanagi und Saitoh [18] dienen: Unmittelbar nach Verabreichung von 1000 ml Fluosol-

DA® beträgt bei einem arteriellen pO_2 von 251 mmHg der Sauerstoffgehalt im Hämoglobin 10,13 Vol%, im Fluosol-DA® 0,70 Vol% und damit nicht wesentlich mehr als im Plasma mit 0,63 Vol%. Die Extraktion von Sauerstoff aus den verschiedenen Kompartimenten wird deutlich an der arterio-venösen Sauerstoffgehaltsdifferenz: Aus dem Hämoglobin werden 2,2 Vol%, aus dem Fluosol-DA® 0,57 Vol% und aus dem Plasma 0,53 Vol% extrahiert. Unter den genannten Bedingungen (verabreichtes Volumen und Sauerstoffpartialdruck) ist somit Fluosol-DA® in der Sauerstoffabgabe dem Plasma nicht überlegen.

Die intravasale Halbwertszeit von Fluosol-DA® ist dosisabhängig und beträgt nach Infusion von 500 ml 7 h, nach 1000 ml 14 h [27]. Nach Verabreichung von 12,5 ml/kg KG Fluosol-DA® 20% wurde nach 7 Monaten beim Menschen keine Speicherung mehr nachgewiesen [13]. Diese Dosis ist jedoch für Hämodynamik und Sauerstofftransport nicht relevant.

Aufgrund der kurz aufgezeigten Nachteile von Fluorokarbonen als Blutersatzmittel ist es verständlich, daß die bereits vor 50 Jahren begonnenen Untersuchungen mit Hämoglobinlösungen erneut aufgegriffen wurden.

Die entscheidenden Vorteile von Hämoglobinlösungen bestehen in der chemischen Bindung von Sauerstoff, einer annähernd sigmoiden Sauerstoffdissoziationskurve und einer Vollsättigung des Hämoglobins auch bei niederem Sauerstoffpartialdruck, wie er in Luft vorliegt. Eine Gegenüberstellung der Sauerstoffbindungskurven von Fluosol-DA® und stromafreien Hämoglobinlösungen macht diesen Unterschied deutlich. Bei einem Sauerstoffpartialdruck von 100 mmHg bei Luftatmung werden in der Hämoglobinlösung etwa 10 Vol% Sauerstoff gebunden, in Fluosol-DA® dagegen nur 1–2 Vol% gelöst. Für den Einsatz von Hämoglobinlösung als initialer Blutersatz ist die zusätzliche Verabreichung von Sauerstoff daher nicht erforderlich.

Die schwerwiegenden Nachteile von Hämoglobinlösungen konnten in den vergangenen Jahren weitgehend beseitigt werden: Die Nephrotoxizität der zunächst ungereinigten Erythrozytenhämolysate wurde durch vollständige Entfernung der Membranbestandteile aufgehoben [21]. Die hohe Sauerstoffaffinität freien Hämoglobins wurde durch Bindung von Pyridoxalphosphat an das Hämoglobinmolekül vermindert und die kurze intravasale Verweildauer durch Vernetzung der Hämoglobinmoleküle verlängert [7, 8, 12].

Gegenwärtig steht eine stromafreie, pyridoxalierte und vernetzte Hämoglobinlösung zur Verfügung, die nach bisherigen Befunden nicht nephrotoxisch ist, eine Sauerstoffaffinität ähnlich intraerythrozytärem Hämoglobin aufweist (der P_{50} beträgt 20–25 mmHg) und eine intravasale Halbwertszeit von etwa 12–16 h besitzt. Tierexperimentelle Untersuchungen mit totalem

Blutaustausch [9] und im hämorrhagischen Schock [1] bestätigen die hämodynamische Wirksamkeit und einen ausreichenden Sauerstofftransport modifizierten Hämoglobins. Nach totalem Blutaustausch zum Beispiel wird die Sauerstoffversorgung des Gewebes für etwa 6 h nahezu völlig von der Hämoglobinlösung übernommen. In Gegenwart von Erythrozyten beträgt die Sauerstoffextraktionsrate zwischen infundiertem und intraerythrozytärem Hämoglobin etwa 1:2 [9].

Zusammenfassend kann festgestellt werden, daß Fluorokarbone nicht oder nur bedingt für den initialen Blutersatz geeignet sind, da sie hohe Sauerstoffpartialdrucke benötigen, die Sauerstoffextraktion in Gegenwart von Erythrozyten nur sehr gering, die Speicherungszeit lang und die vollständige Elimination fraglich ist.

Für stromafreie pyridoxalierte und vernetzte Hämoglobinlösungen liegen noch keine Ergebnisse am Menschen vor. Tierexperimentelle Befunde belegen die hämodynamische Wirksamkeit und einen ausreichenden Sauerstofftransport auch bei niederen Sauerstoffpartialdrucken. Weitere Untersuchungen zum Metabolismus und zur Elimination werden die Brauchbarkeit von Hämoglobinlösungen als Blutersatzmittel noch nachweisen müssen.

Literatur

1. Bar-Joseph G, Jesch F, Safar P, Stremple J, Stezoski WS (1983) Stroma-free hemoglobin, hydroxyethyl starch, lactated ringers and blood for severe hemorrhagic shock in monkeys. Third World Congress on Emergency and Disaster Medicine, Rome
2. Clark LC, Jr, Gollan F (1966) Survival of mammals breathing organic liquids equilibrated with oxygen at atmospheric pressure. Science 152:1755
3. Clark LC, Jr, (1970) Whole animal perfusion with fluorocarbon dispersions. Fed Proc 29:1695
4. Geyer RP, Monroe RG, Taylor K (1968) Survival of rats having red cells totally replaced with emulsified fluorocarbon. Fed Proc 27:374
5. Geyer RP (1975) Potential uses of artificial blood substitutes. Fed Proc 34:1525
6. Itaoka T, Wada J, Kei J, Nagara H (1982) An improved cardiovascular angiography with Fluosol-DA. In: Frey R, Beisbarth H, Stossek K (eds) Oxygen carrying colloidal blood substitutes. Zuckschwerdt, München, p 197
7. Jesch F, Hobbhahn J, Endrich B, Peters W, Messmer K (1976) Improved in vivo oxygen delivery from stroma-free hemoglobin by pyridoxylation. Pflügers Arch 362:R16
8. Jesch F, Peters W, Hobbhahn J, Schoenberg M, Messmer K (1982) Oxygen transporting fluids and oxygen delivery with hemodilution. Crit Care Med 10:270
9. Jesch F, Hobbhahn J, Vogel H, Madler Ch (1982) Hemodynamic efficacy and oxygen transport of pyridoxalated and polymerized hemoglobin after total blood exchange in dogs. International Symposium on Blood Substitutes, San Francisco

10. Kada T (1973) E. Coli mutagenicity of Furylfuramide. Jpn J Genet 48:301
11. Kada T, Moriya M, Shirasu Y (1974) Screening of pesticides for DNA interactions by "Rec-assay" and mutagenesis testing, and frameshift mutagens detected. Mutat Res 16:243
12. Messmer K, Jesch F, Schaff J, Schodenberg M, Pielsticker K, Bonhard K (1978) Oxygen supply by stroma-free hemoglobin. In: Jamieson GA, Greenwalt TJ (eds) Blood substitutes and plasma expanders. Liss AR, New York, p 175
13. Mitsuno T, Tabudu Y, Ohyanagi H, Sugiyama T (1982) Intake and retension of perfluorochemical substance of Fluosol-DA in RES in human. In: Frey R, Beisbarth H, Stossek K (eds) Oxygen carrying colloidal blood substitutes. Zuckschwerdt, München, p 220
14. Naito R, Fujita Y, Suyama T (1977) Studies on teratogenicity of Fluosol-DA in rats. Proceedings Symposium Research on PFC in Medicine and Biology, Stockholm
15. Naito R, Yokoyama K, Watanabe M (1977) A new perfluorochemical emulsion as a candidate of artificial blood – its use under respiration of non – 100 – percent oxygen. Proceedings of the First Meeting of the International Society for Artificial Organs, Tokyo
16. Naito R, Yokoyama K (1978) Perfluorochemical blood substitues Fluosol-43, Fluosol-DA, 20% and 35% for preclinical studies as a candidate for erythrocyte substitution. Green Cross Corp. Technical Information, Series No. 5
17. Nishimura N, Sugi T (1982) Fluosol-DA in hypovolemic states of acute myocardical infarction and extensive burn injuries. In: Frey R, Beisbarth H, Stossek K (eds) Oxygen carrying colloidal blood substitutes. Zuckschwerdt, München, p 196
18. Ohyanagi H, Saitoh Y (1982) Use of Fluosol-DA in the treatment of Jehova's witnesses patients – clinical aspects. In: Frey R, Beisbarth H, Stossek K (eds) Oxygen carrying colloidal blood substitutes. Zuckschwerdt, München, p 178
19. Okada K, Kobayashi K, Tajimi K, Kosugi I (1982) Effects of Fluosol-DA on oxygen transport and carbon dioxide elimination in acutely hypovolemic patients. In: Frey R, Beisbarth H, Stossek K (eds) Oxygen carrying colloidal blood substitutes. Zuckschwerdt, München, p 208
20. Oyama T, Matsuki A, Wakayama S, Tanioka F, Kudo T, Noguchi T (1982) Effects of Fluosol-DA 20% infusion in circulatory and endocrine function in surgical patients. In: Frey R, Beisbarth H, Stossek K (eds) Oxygen carrying colloidal blood substitutes. Zuckschwerdt, München, p 187
21. Rabiner SF, Helbert JR, Lopas H, Friedman LH, (1967) Evaluation of stromafree hemoglobin solution for use as a plasma expander. J Exp Med 126:1127
22. Sugi T, Nishimura N (1982) Cardiovascular changes with Fluosol-DA in man. In: Frey R, Beisbarth H, Stossek K (eds) Oxygen carrying colloidal blood substitutes. Zuckschwerdt, München, p 193
23. Tremper KK, Friedman AE, Levine EM, Camarillo D, Lapin R (1982) Hemodynamics and oxygen transport effect of a perfluorochemical blood substitute, Fluosol-DA 20%. In: Frey R, Beisbarth H, Stossek K (eds) Oxygen carrying colloidal blood substitutes. Zuckschwerdt, München, p 169
24. Watanabe R, Inahara H, Motoyama Y (1975) Oxygen carrying capacity of perfluorochemical emulsions mixed with blood in vitro. Proceedings of Xth Congress Nutrition-Symposium on PFC Artificial Blood, Kyoto, p 113
25. Yokoyama K, Yamanouchi K, Arimura H, Naito R (1977) Further studies on the fate of PFCs of Fluosol-DA following intravenous injection. Proceedings Symposium Research on PFC in Medicine and Biology, Stockholm

26. Yokoyama K, Yamanouchi K, Ohyanagi H, Mitsuno T (1978) Fate of perfluorochemicals in animals after intravenous injection or hemodilution with their emulsions. Chem Pharm Bull (Tokyo) 26:956
27. Yokoyama K, Watanabe H, Naito R (1982) Retention of perfluorochemicals (PFCs) in blood of human recipients after infusion of Fluosol-DA 20%. In: Frey R, Beisbarth H, Stossek K (eds) Oxygen carrying colloidal blood substitutes. Zuckschwerdt, München, p 214
28. Zander R, Makowski HV (1982) Life without hemoglobin; Theoretical preconditions and experimental investigations for a replacement of hemoglobin in infusion solutions of corresponding oxygen solubity. In: Frey R, Beisbarth H, Stossek K (eds) Oxygen carrying colloidal blood substitutes. Zuckschwerdt, München, p 133

16 The Three Mile Island (TMI) Accident
(G. K. MacLeod)

A near nuclear catastrophe occurred at Three Mile Island. It was an accident that just couldn't happen. After all, nuclear power plants were built so safely they could not possibly affect public health.

At the outset of my remarks, let me clearly state my position on nuclear preparedness. As a physician, I feel compelled to say that I am unalterably opposed to nuclear warfare. Most physicians agree that there can be no adequate preparedness for the devastating medical consequences of nuclear war. Prevention of nuclear war is the only reasonable medical response to annihilation posed by nuclear weapons.

In contrast to my position on nuclear warfare, many of you may not share my position on nuclear power. Nuclear power can be made relatively safe if we don't ignore the public health lessons of the past. I believe that physicians need to increase and update their understanding of the medical consequences of radiation accidents and be trained for triage and to treat radiation, blast, and burn injuries.

More than any other single event, Pennsylvania's Three Mile Island accident pointed up abruptly – almost explosively – a deficiency in public health in the United States.

Let me quote directly from the Report of the President's Commission on the accident at Three Mile Island [1]. "At 4:00 a.m. on March 28, 1979, a serious accident occurred at the Three Mile Island nuclear power plant near Middletown, Pennsylvania. The accident was initiated by mechanical malfunctions in the plant and made worse by a combination of human errors in responding to it. During the next four days, the extent and gravity of the accident was unclear to the managers of the plant, to federal and state officials, and to the general puplic. What is clear is that its impact nationally and internationally has raised serious concerns about the safety of nuclear power."

There was little or no capacity within the Pennsylvania Department of Health – nor elsewhere in the state or nation – to deal with the extraordinarily serious health problems facing us. In fact, radiation health safety was, is and probably will be downplayed until we have a nuclear accident with visible signs of radiation damage or until medical groups such as yours become sufficiently concerned to do something about radiation health.

Because of the low levels of radioactivity released from Three Mile Island, no one was carted off vomiting from radiation sickness. It seemed that no state or federal officials outside of medical circles could appreciate the public health dimensions of the accident. Or, put another way – there was no blast, so there was no health hazard.

Shortly after the onset of the accident, I proposed the establishment of a Division of Radiation Health within the Department of Health before the next nuclear accident occurred. Unfortunately, the proposal was rejected by the Governor's Office. We felt it was unconscionable not to assist physicians and hospitals statewide in addressing a vast array of technical issues that have been thrust upon the medical profession. Somewhat belatedly, we became aware that nuclear technology had outstripped previous guidelines and concepts governing our professional behavior.

In planning for a radiation emergency, the responsibility of health departments is to ensure that there are sufficient professional and organizational resources at the state or local level to meet whatever health emergencies may occur. Such planning involves an inventory of both public and private medical resources and the initiation of appropriate steps to ensure their availability in an emergency. Health professional resources are essential and must be readily available for a radiological emergency plan to work.

In planning for a nuclear reactor emergency, the first questions to ask is what are the immediate and long-term effects on the public's health. This requires preplanning using demographic data available to most health departments. In addition, preplanning requires knowledge of what health data are to be collected, as well as what hospitals, physicians, and other medical and logistical resources are available to handle a radiologic emergency. Such baseline reference data should be collected around each nuclear facility even before it is installed. In essence, then, preplanning for a radiation emergency provides a data base for decision making before, during, and after the emergency.

Health professionals have a responsibility to understand how radiation and the production of nuclear energy affects the human body and its behavior insofar as we know it. We know that therapeutic radiation can prolong life in many instances – but it can also result in radiation sickness, increased bleeding, and infection. And, to date, we know that nuclear power plants have been relatively safe – but they can have accidents which result in physical and psychological damage over a wide geographic area. What's more, we know from the United Nations Scientific Committee on the Effects of Atomic Radiation that the most important effect of "low doses of radiation is the occasional induction of malignant disease [2]."

Even with all we know, there is much we don't know. We don't know much about age-related responses to low-dose radiation exposure, we don't know much about the response to one-time exposure versus continuous exposure, and most importantly, we don't know very much at all about the pathological response to the interaction of radiation with other exposures.

In any state or locale at risk of exposure to a nuclear reactor accident, a radiation health unit, linked to practicing physicians, must now be considered an essential public health activity. As a first step toward developing an emergency response plan, every physician in the vicinity of a nuclear reactor should learn the clinical effects of acute ionizing radiation doses.

Despite inadequate dosimetry during the TMI accident, the maximum possible radiation dose off-site was calculated to be less than 100 mrem. Because of this very low level of exposure, we are able only to estimate radiation effects on the exposed population. About one month after the accident, the Secretary of the then Department of Health, Education and Welfare in the United States announced there would be between one and ten fatal cancers and the same number of non-fatal cancers added to the expected number on the 2 000 000 people exposed to radiation within 50 miles of Three Mile Island [4].

In face of repeated human error at the reactor site and elsewhere at state and federal levels, the need for accurate medical decision making became increasingly important. As only one example of a series of errors that could have adversely affected public health, let me tell you the potassium iodide story.

Little attention had been paid to the feasibility of stockpiling potassium iodide as a protective agent against iodine-131, just one of many radioactive contaminants. We know that radioisotopes of iodine are among the most abundant by-products of nuclear fission. A large release of radioactive iodine into the atmosphere from a nuclear power reactor would result in the public's inhaling or ingesting amounts which could produce acute, continuing, or late thyroid effects. These effects range from acute radiation poisoning to thyroiditis or eventually to the development of benign or malignant thyroid neoplasms.

Infant hypothyroidism associated with cretinism is of particular concern because of the sensitivity of fetal thyroid tissue to radioactive iodine. Apart from evacuation or shelter to protect against radioactive iodine emissions, pharmacological agents that block accumulation of radioiodine by the thyroid gland present the most complete protection against the hazards of inhaling or ingesting Iodine-131.

A relatively inexpensive drug, potassium iodide (KI) is known to be eminently suitable for thyroid blocking purposes. An important factor in obtaining satisfactory blocking of radioactive iodine uptake is the speed with which KI is administered following exposure to radioiodine. Within 30 min after oral administration, KI blocks the uptake of 99% of I-131 for 24 h. Standard uptake curves demonstrate that the bulk of the radioactive iodine from a single exposure will have entered the thyroid within 10–12 h; little benefit may be expected by blocking beyond that time. Significant benefit (a block of 50%) is attainable during the first 3–4 h.

Immediately after the accident began, potassium iodide was requested from the Federal Department of Health, Education and Welfare. It took more than two and one-half days for the federal government just to give the order to initiate steps to ship potassium iodide to Harrisburg.

Five days after the accident began, the first shipment of 11 000 little brown vials finally arrived in Harrisburg:

- 6000 of those 11 000 vials were unlabeled;
- each dropper yielded only one-half the correct dosage;
- droppers did not fit the vials; and
- many of the vials contained hairlike filamentous material and other particulate matter.

Seven days after the accident began when the reactor was heading toward cold shutdown, we received instructions from Washington to administer potassium iodide to all workers at the site and to distribute it to all residents within a ten-mile radius. This recommendation was based upon a total lack of understanding of medical conditions in the Three Mile Island area.

Other factors militated against the administration and distribution of potassium iodide.

1. The known incidence of side effects on thyroid function as well as iodism – a severe skin rash,
2. an occasional cardiac death in the elderly has been reported – presumably from excess potassium, and
3. the likelihood of precipitating unnecessary panic among the populace after seven days of intense stress and strain.

The medical decision not to administer or distribute potassium iodide prevented a rash of avoidable illnesses.

There was another threat present at Three Mile Island – perhaps a more significant threat than possible thyroid damage, which is preventable. As health officials, we were fully aware of the rising level of concern – in some cases outright panic – among the general public as conflicting reports of radiation fallout mounted in the news media. We knew full well that fear of radiation – however unreasonable that fear may have been – could cause health impacts as damaging as actual radiation itself. Such fear can produce real psychological, if not physiological change.

The week long stress from the threat of an iminent nuclear catastrophe was reflected in data showing increases of 113% in the number of persons using sleeping pills and 88% in those using tranquillizers; also 14% used more alcohol and 32% smoked more cigarettes – eloquent testimony, indeed, to the stress that grew out of the atmosphere surrounding Three Mile Island [5].

It was our good fortune that there was no immediate loss of life, but lack of adequate communication with the public during and after the accident at Three Mile Island led to a loss of confidence in our public officials. If the medical profession ignores past public health lessons, it could also be in jeopardy of losing its credibility.

So now we come to the last serious issue. What happens in the event of future nuclear accidents? How do we protect the public's health? Short of immediate cessation of all nuclear reactor activity which is well nigh impossible, the world must be prepared not to repeat the mistakes of Three Mile Island. We must be far better prepared for a nuclear catastrophe than Pennsylvania was.

But let me tell you that the people of Pennsylvania are worse off today than they were the day before the radiation release at Three Mile Island on March 28, 1979. While technical resources for radiation protection have been upgraded, there is still no division of radiation health in the state health department, no additional resources for health radiation preparedness, no potassium iodide for treatment in case of another accident.

The people of Pennsylvania are uniquely sensitized to the psychological stress of a nuclear accident. Were there to be another accident in any one of Pennsylvania's nuclear reactors in our present state of unpreparedness, I am concerned about how angry public reaction might be. The lack of public health preparedness for another nuclear accident has been repeatedly cited – but to no avail.

Based upon some of the lessons learned from Three Mile Island, let me suggest an approach to planning for a radiation emergency.

Potassium iodide is recommended to be available to all persons at risk of exposure to a radiological emergency.

Every locale housing a nuclear power plant should have access to a 'nuclear disaster command surgeon' with expertise in emergency medicine.

This specialist in disaster medicine should take charge of medical evacuation, be prepared to direct the treatment of radiation, blast and burn injuries, and be responsible for data collection. Such a specialist could be permanently appointed to head a committee composed of physicians, environmental health specialists, nuclear engineers, radiobiologists, nuclear medicine specialists, nuclear physicists, and radiation health physicists. A similar committee under the guidance of the state public health officer could oversee health training programs for community physicians and other health care providers.

State and local health departments in the vicinity of nuclear reactor sites should conduct radiation drills simulating radiologic emergencies. Through such exercises, physicians and hospitals could learn a great deal about nuclear disaster management.

As soon as possible after a nuclear accident, medical instructions should be released promptly to the citizenry affected by the emergency so that preventive intervention or self-treatment may be instituted in a timely fashion. Open communication with the medical community, the religious community and the general public before and during a nuclear accident can help to delimit psychological stress.

Every health department near a nuclear site should develop a radiological emergency response plan for overall evacuation to include special procedures for specific sectors of society, such as newborns, renal dialysis patients, patients on special medications, and particularly hospitalized, institutionalized, or home-bound patients. A suggested sequence for the triage of hospital patients is maternity, pediatrics, newborns, medical/ surgical, intermediate care and intensive care patients.

As stated in a recent editorial, "Public health preparedness has been tested in a nuclear reactor accident and has been found wanting. If we fail to learn the lessons of Three Mile Island, we shall be unprepared to protect the public's health during the next nuclear reactor accident, whenever it occurs. We cannot ignore unpredictable catastrophes that may accompany our embrace of nuclear power regardless of our opinion of the wisdom of that embrace [6]." Only through preventive approaches and medical preparedness will we be able to address the many health problems that could result from another nuclear accident.

Only through efforts to develop a sound system of public health in the nuclear age will we ever be able to address effectively the many health problems that could result from another nuclear accident. And if you address these problems – and address them now – you will find that when the next nuclear accident occurs, the public will thank you.

References

1. Report of the President's commission on the accident at Three Mile Island, October 1979 (1979) US Government Printing Office, Washington, DC, Document No. 052-003-00718-5
2. United Nations' scientific committee on the effects of atomic radiation (1977) United Nations, New York
3. MacLeod GK (1981) Some puplic health lessons from Three Mile Island: A case study in chaos. AMBIO (Royal Swedish Academy of Sciences). J Human Environ, 10:18−23
4. Statement of HEW secretary Joseph Califano before the Subcommittee on Energy, Nuclear Proliferation and Federal Services of the Senate Committee on Governmental Affairs, May 3, 1979 (1979) Washington, DC
5. Houts PS, Miller RW, Ham KS, Tokuhata GK (1980) Extent and duration of psychological distress of persons in the vicinity of Three Miles Island. Proc Pennsylvania Acad Sc 54:22−28
6. MacLeod GK (1982) A role for public health in the nuclear age. Am J Publ Health 72:237−239

17 Massenanfall von Strahlengeschädigten – Medizinische Einsatzplanung

(R. Kirchhoff)

Notfallschutzmaßnahmen gegenüber möglichen kerntechnischen Unfällen mit Belastung der Bevölkerung durch ionisierende Strahlung sind in den allgemeinen Katastrophenschutz eingeschlossen.

Für den Strahlenschutz wurden jedoch Ergänzungen in Form von Rahmenempfehlungen getroffen. Diese beinhalten Maßnahmen zur medizinischen Betreuung der Bevölkerung im Rahmen des Katastrophenschutzes in der Umgebung kerntechnischer Anlagen.

Zu diesen Maßnahmen medizinischer Einsatzplanung gehören die

Erfassung von Gebäuden für die Errichtung von Notfallstationen;
Erfassung vorhandener Einrichtungen des Strahlenschutzes; Organisationen, Personal (insbesondere die Erfassung von Strahlenschutzärzten);
die Errichtung von Notfallstationen;
Maßnahmen der Jodprophylaxe.

Die medizinischen Erkenntnisse aus nuklearen Katastrophen sind auf den kerntechnischen Strahlenunfall nur bedingt übertragbar. Rechtsverbindliche Vorschriften für den medizinischen Einsatz beim Massenanfall von Strahlengeschädigten gibt es nicht.

In der Kerntechnik sind verschiedene Begriffe genau auseinanderzuhalten.

Ein Störfall ist ein Zwischenfall, bei dem der Betrieb einer Reaktoranlage aus Sicherheitsgründen unterbrochen wird. Strahlenmedizinische Probleme ergeben sich nicht.

Beim sogenannten Unfall kann es innerhalb des Betriebspersonals zu einer Strahlenexposition kommen, die die Grenzwerte übersteigt. Als Grenzwertdosis gelten 5 rem/Jahr.

Die strahlenmedizinische Problematik kann durch die betriebseigenen Strahlenärzte bewältigt werden.

Auch beim GAU (größter anzunehmender Unfall) kann die Einwirkung ionisierender Strahlung intern begrenzt werden.

Beim hypothetischen Unfall oder Super-GAU kommt es zur generalisierten Freisetzung von Radionukliden.

Im ungünstigsten Fall sind hier zwei Formen des Ablaufs theoretisch möglich.

Man unterscheidet das core-Schmelzen mit Überdruckversagen und das core-Schmelzen mit Dampfexplosion.

Im ersten Fall des core-Schmelzens mit verzögerter Freisetzung muß erst durch Verdampfen vorhandenen Wassers ein Überdruck aufgebaut werden, der dann nach 20–30 h zur Freisetzung der radioaktiven Wolke führt. Edelgase wie Xenon und Krypton entweichen zu 100%, Jod und Brom werden zu 1% und die schwerflüchtigen Erden wir Cäsium, Rubidium, Tellur und Strontium werden zu 0,1% freigesetzt.

Beim core-Schmelzen mit Dampfexplosion kommt es zum explosionsartigen Aufbau der Druckwelle, so daß es bereits 1,5 h nach Unfallbeginn zur Freisetzung der Radioaktivität kommt. Hierbei werden erheblich mehr Radionuklide freigesetzt, nämlich 50% des Jod und Broms und 1% der schwer flüchtigen Nuklide Cäsium, Rubidium und Strontium.

Insgesamt ist in einem Reaktor am Ende einer 4-jährigen Betriebsperiode mit einer Leistung von 1000 MW und einer Menge von 100 Tonnen Uran im Reaktor-core folgende Aktivität vorhanden:

1,3 GCi erbrüteter Brennstoff (Uran und Neptunium)
40 GCi radioaktiver Spaltprodukte
1 h nach Abschalten oder Unfall ist durch Zerfall die Aktivität auf 10 GCi gesunken;
3 GCi aktiviertes Strukturmaterial (Brennstabhüllen etc.).

Ist es bei einem Überdruckversagen zur Freisetzung von Radionukliden gekommen, so entfallen bereits 4 h nach Kernschmelze 92% der Radioaktivität auf 6 Nuklide, nämlich Jod-131, J-133, J-135, Te-132, Cä-134 und Cä-137. Auf die Jodisotope entfallen dabei 70,1% der Dosis, auf Tellur 18,2% und auf Cäsium 3,1%.

Verglichen mit anderen Formen der technischen Energiegewinnung ist die Gewinnung der Kernenergie relativ ungefährlich.

Die Wahrscheinlichkeit eines core-Schmelzfalls wird mit 1:10 000 Reaktorbetriebsjahren, die einer Dampfexplosion mit 1:1 000 000 Betriebsjahren statistisch errechnet. Wichtig ist dabei, daß die Gesamtdosis der freigesetzten Nuklide beim Schmelzfall mit Überdruckversagen im Vergleich zur Dampfexplosion um den Faktor 100 geringer ist.

Durch die Freisetzung von Nukliden kann es zur Einwirkung ionisierender Strahlung auf den Menschen kommen.

1. Direktstrahlung: Hierbei handelt es sich um Gammastrahlung aus der vorbeiziehenden Wolke.

2. Kontamination: Radioaktiver Staub lagert sich auf Kleidung und Haut ungeschützter Menschen ab. Gamma-Strahlung und Beta-Strahlung wird dabei wirksam.
3. Inkorporation: Radioaktiver Staub mit Partikeln kleiner 1 µ wird inhaliert oder in den Gastrointestinaltrakt aufgenommen. Er kann auch aus Wunden verschleppt werden. Die Nuklide werden abtransportiert und im Körper abgelagert.

Durch den technisch-physikalischen Ablauf des Unfalls, verbleiben im ungünstigsten Fall 1,5 h und im günstigsten Fall 20–30 h zur Ergreifung medizinischer Maßnahmen.

Wichtigster Punkt bei der Verhütung von Strahlenschäden ist dabei der Strahlenschutz.

Evakuation

Zur Durchführung von Evakuationsmaßnahmen ist die Umgebung von kerntechnischen Anlagen in Sektoren gemäß einer Strahlenmeßkarte eingeteilt.

Ist im Rahmen eines Katastrophenalarms die Evakuierung angeordnet, so wird grundsätzlich die gesamte Zentralzone, bei Forschungsreaktoren ein Umkreis von 0,5 km, evakuiert. Daran schließen sich in Windrichtung drei Sektoren á 30° der Mittelzone bis mindestens 5 km Abstand zur Kernanlage an. Die Evakuierung kann auch auf die Außenzone ausgedehnt werden.

Die Evakuierung bietet den besten Schutz gegen radioaktive Strahlung. Das evakuierte Gebiet wird durch Strahlenmeßtrupps bezüglich seiner Flächendosis durch Boden, Bewuchs und Wasserproben laufend kontrolliert.

Strahlenschutz

Im Falle eines kerntechnischen Katastrophenfalls wird die Bevölkerung durch Information aufgefordert, in Gebäuden Schutz zu suchen. Mauerwerk, insbesondere Stahlbeton von Tiefkellern absorbiert einen erheblichen Teil der wirksamen Gamma-Strahlung, die aus der radioaktiven Wolke freigesetzt wird.

Der Schutzfaktor einer Einrichtung berechnet sich aus Dosis außerhalb des Gebäudes/Dosis innerhalb des Gebäudes. Der Schutzfaktor von Strahlenschutzräumen beträgt z. B. 1000, der von einfachen ungesicherten Kellerräumen oder Erdgeschoßräumen, die mittig gelegen sind, 2–10.

Kontaminationsschutz und Dekontamination

Aus der freigesetzten radioaktiven Wolke werden Nuklide bis zu einer Größe kleiner 1 μ absinken.

Dauerregen erhöht dabei die Flächendosis gegenüber Normalwetter um den Faktor 10. Es kann zur Ablagerung von radioaktivem Staub auf Kleidung und Haut kommen. In einem Gebiet mit 6800–20 000 Einwohnern, die gewarnt wurden, wobei jedoch etwa 3% die Anweisung zum Schutzraumbeziehen nicht befolgten, ist mit 200–600 kontaminierten Personen zu rechnen. Ein ungeschützter Mensch kann dabei durch Haut- und Kleiderkontamination als Maximalwert eine Ganzkörperdosis von etwa 100 rem/h beziehen.

Ganz erhebliche Unterschiede bestehen bezüglich der erhaltenen Ganzkörperdosis zwischen dem core-Schmelzen mit Überdruckversagen und dem core-Schmelzen mit Dampfexplosion.

Wird der Aufforderung zum Beziehen von Schutzmöglichkeiten Folge geleistet, reduziert sich die Flächendosis bei offenen Schutzräumen auf 0,02% der Außendosis, und in geschlossenen Gebäuden auf 0,0002%. Damit liegt ein durchschnittlicher Reduktionswert von 10^4-10^5 vor.

Ist es zur Kontamination mit radioaktiven Nukliden gekommen, muß der verstrahlte Mensch der Notfallstation zugeführt werden. Hier erfolgt eine Beurteilung der erhaltenen Strahlendosis, wobei selbstverständlich wirksam gewordenen Gamma-Strahlung nur ungenügend erfaßt werden kann.

In der Notfallstation erfolgt nach Messung Kleiderdekontamination. Die anschließende Hautdekontamination kann mit einfachem Wasser erfolgen, wobei jedoch nur eine Reduktion um den Faktor 10 möglich ist.

Mit Dekontaminationsmitteln oder alkalischen Seifen wird vollständige Dekontamination erzeugt.

Inkorporation

Inkorporation ist die Aufnahme wirksamer Radionuklide in den Körper durch Inhalation, Ingestion oder über Wunden. Während die Ingestion durch Information der Bevölkerung, keine offenen Lebensmittel z. B. zu sich zu nehmen, auf ein Minimum reduziert werden kann, ist die Inhalation nicht ganz auszuschließen. Teilchen kleiner 1 μ können selbst in abgedichtete Räume dringen, und werden dort inhaliert.

70,1% der inkorporierten Radionuklide werden Jod Isotope sein, nämlich J-131, J-133 und J-135.

Die Halbwertszeit von J-131 ist mit 8 Tagen relativ lange im Vergleich zu J-133 mit 2,6 Tagen und J-135 mit 8,85 Tagen. Bei einem nur kurz in Betrieb befindlichen Reaktor sind die kurzlebigen Isotope relativ mehr vorhanden im Vergleich zu J-131.

Die normale biologische Halbwertszeit des Jod in der Schilddrüse beträgt 138 Tage. Durch die Applikation von Kaliumjodid oder bei Kontraindikationen von Kaliumrhodanid ist es möglich, die Aufnahme des Jod in die Schilddrüse zu hemmen. Die Strahlenbelastung der Schilddrüse wird damit auf maximal 1% gesenkt, da 24 h nach Aufnahme des radioaktiven Jod in den Körper bereits 95% wieder ausgeschieden sind. Die Applikation darf wegen der Kinetik der Jodspeicherung nicht eher als 1–2 h und nicht später als 1–3 h nach Exposition durchgeführt werden.

Patienten, bei denen der Verdacht einer Inkorporierung auf Grund von Messungen und der Ausprägung einer Klinik besteht, können einer Dekorporierungsbehandlung unterzogen werden. Hierzu werden Chelatbildner wie DTPA (Diäthylentriaminpentaacetat) verwendet. Sie führen zu einer erhöhten Ausscheidung. Zusätzlich können Magenaushebung, Laxantien oder Diuretika verordnet werden.

Diese Dekorporierungsbehandlung wird meist nicht in der Notfallstation, sondern in einer Klinik durchgeführt werden.

Es ist jedoch besonders darauf zu achten, daß alle Maßnahmen der Dekontamination und Dekorporierung zügig durchgeführt werden können, da die unmittelbare Prognose von der Ganzkörperdosis abhängt und eine hohe Organdosis durch Speicherung Spätfolgen haben kann.

18 Verhalten und Verhaltensstörungen in Katastrophen

(H. Hippius)

Ob ein schädigendes Ereignis zu einer Katastrophe führt, hängt nicht nur von der Art, der Intensität, dem Ausmaß und dem Zeitverlauf des auslösenden Ereignisses ab. In Katastrophen-trächtigen Situationen kann das Verhalten der von dem Ereignis direkt Betroffenen und womöglich Geschädigten und auch das Verhalten der nur indirekt Beteiligten ausschlaggebende Bedeutung bekommen.

In jeder Belastungssituation ist immer eine *große interindividuelle Variationsbreite von Verhaltensmustern* zu registrieren. Hierüber und über die Entstehungsbedingungen solcher Verhaltensstörungen einen Überblick zu geben, ist die Aufgabe meines Beitrages. Ich möchte jedoch noch einige allgemeine Vorbemerkungen machen.

Bei drohender und hereinbrechender Gefahr und natürlich auch bei nur imaginärer Bedrohung sind die im Menschen aufbrechende *Angst und Furcht* die wesentlichen Wurzeln und Determinanten jeglichen Verhaltens. Die von Individuum zu Individuum variierende Angst und unterschiedliche Angstverarbeitung bestimmt die eben bereits erwähnte große interindividuelle Variationsbreite menschlichen Verhaltens in Belastungssituationen. Wenn Individuen oder Gruppen vergleichbaren Belastungen mehrfach ausgesetzt sind, ist darüber hinaus auch eine mehr oder minder große intraindividuelle Variabilität des Verhaltens zu beobachten.

Diese Feststellung ist – vor dem Hintergrund des Wissensbestandes der behavioristischen Psychologie und der Lerntheorie – der Ansatzpunkt für Bemühungen um *Angst-Bewältigung und Verhaltensmodifikation im Rahmen der Katastrophen-Medizin.*

Das Verleugnen und Verdrängen der Tatsache, daß jeder Mensch in katastrophenträchtige Belastungs-Situationen geraten kann, die von Naturkatastrophen über Verkehrs-, Brand- und Schiffsunglücke bis hin zu dem Betroffenwerden von Kriegsereignissen und Nuklearkatastrophen reichen, führt ebenso zu Erhöhung des im einzelnen Menschen ruhenden Angstpotentials wie unsachliche Polemik und Verunglimpfung der Ärzte, die sich in den letzten Jahren – man muß schon sagen „endlich" – auch in der Bundesrepublik darauf besonnen, daß „Katastrophenmedizin" eine eminent wichtige ärztliche Aufgabe ist.

Aus der Sicht des Psychiaters sind dieser Feststellung von vornherein zwei Punkte hinzuzufügen:

1. In der Katastrophenmedizin müssen immer *allgemeine psychologisch-ärztliche Gesichtspunkte* die fachspezifischen Perspektiven z. B. der Chirurgie, der Toxikologie, der Radiologie umgreifen.

Alle fachspezifischen Maßnahmen einer noch so weit entwickelten Katastrophenmedizin können in ihrer Wirksamkeit erheblich beeinträchtigt oder gar zunichte gemacht werden, wenn die psychischen Reaktionsweisen der Betroffenen – seien es einzelne oder viele – nicht zumindest einkalkuliert und gegebenenfalls gelenkt werden.

2. Wenn man dafür einsteht, daß Ausbildung und Fortbildung in einer allgemeinen Katastrophenmedizin heute unbedingt notwendig ist, dann muß man aber auch von vornherein anerkennen, daß dieses Gebiet sich mit der Medizin in Katastrophen jeglicher Art – einschließlich der Katastrophen-Situationen, die im Rahmen von Kriegen möglich sind – zu befassen hat. Das Ausklammern dieser Probleme wäre eine Verdrängung, die bei allen – bei Ärzten wie in der gesamten Bevölkerung – nur die Unsicherheit und das damit verknüpfte Angst-Potential erhöhen würden.

In unserem Lande haben wir vieles, was verständlicherweise in den Jahren unmittelbar nach dem 2. Weltkrieg auf dem Gebiet der Katastrophenbewältigungsstrategien und damit auch der Katastrophenmedizin z. B. im Rahmen des Zivilschutzes ein Tabu blieb, jetzt nachzuholen und aufzuarbeiten.

Das geschah in den letzten Jahren – z. B. durch Veranstaltungen wie die 1. Tagung der Deutschen Gesellschaft für Katastrophenmedizin.

Wenn aber nun in dieser Situation von ärztlichen Kollegen mit Reizworten wie „Atomkrieg" und „Atomtod" gegen das meiner Ansicht nach sehr dringliche Nachholen im Befassen mit katastrophenmedizinischen Fragen polemisiert wird, dann wäre eine psychologische Analyse der diesen Polemiken zugrunde liegenden Motivationen eine wichtige Aufgabe.

Von der Bundesrepublik sollten wir bei unseren Bemühungen um ein zweckmäßiges Nachholen auf dem Gebiet der Katastrophenmedizin, auf dem Gebiet der zivil-militärärztlichen Zusammenarbeit zur Organisation eines wirksamen Katastrophenschutzes über unsere Landesgrenzen hinausschauen, um zu einer vorurteilsfreien und nüchternen Grundeinstellung zu diesen Problemen zu gelangen.

Besonders lehrreich ist – gerade auch im Hinblick auf die psychiatrisch-psychologischen Aspekte des Katastrophenschutzes – das Studium der Situation in der Schweiz – zumal man der Schweiz wohl auch kaum unterstellen wird, daß das Befassen mit Katastrophenschutz andere Zwecke und Ziele verfolge als das Wort „Katastrophenschutz" besagt. Und so umfaßt Katastrophenschutz das gesamte Spektrum katastrophenträchtiger Situationen von der unvermeidlichen Naturkatastrophe bis hin zum Einkalkulieren von Katastrophen-Situationen wie sie durch Terror-Anschläge oder Kriegsereignisse heraufbeschworen werden könnten.

In der Schweiz ist nicht nur die Organisation und Ausbildung der Ärzte – speziell auch hinsichtlich psychologisch-psychiatrischer Fragen – für den Katastrophenschutz vorbildlich. Weite Bevölkerungskreise werden nüchtern und sachlich, ja sogar recht detailliert z. B. über „abnorme psychische Reaktionen in Katastrophen und deren Vermeidung sowie über den Umgang mit psychisch Gestörten in Katastrophen" informiert. Diese Informationen sind nämlich unter der Überschrift „Kameradenhilfe" Inhalt eines Reglements für alle Rekruten in der Schweiz! Es wäre sehr zu begrüßen, wenn in unserem Lande die in diesem Rekruten-Reglement enthaltenen „Handlungsrichtlinien für den Umgang mit einem in einer Katastrophe psychisch dekompensierten Menschen" wenigstens allen Ärzten eine geläufige Selbstverständlichkeit wären!

Beschreibungen von Verhaltens- und Erlebensstörungen in Katastrophen-Situationen hat es schon gegeben, bevor es die Psychiatrie als medizinische Spezial-Disziplin gegeben hat. So hat z. B. im 18. Jahrhundert Bälz den sog. „Emotions-Stupor" bei Menschen in Erdbebenkatastrophen beschrieben. Zu einer tiefergehenden Analyse der Entstehungsweisen solcher Katastrophen-Reaktionen ist es jedoch erst in jüngerer Zeit gekommen. E. Kretschmer hat in der Zeit nach dem Ersten Weltkrieg für seine Auffassung von der Entstehung von Katastrophen-Reaktionen Konzepte der Instinkt-Biologie aufgegriffen. Er hat dargelegt, daß es in Katastrophen zu einer Regression auf weitgehend instinktives Verhalten kommt. Diese Erklärung kann jedoch nicht voll befriedigen, da die Erfahrungen seit dem Ersten Weltkrieg gelehrt haben, daß die Erscheinungsbilder sich von Jahrzehnt zu Jahrzehnt ändern.

Im Ersten Weltkrieg wurden nach Katastrophen und Dauerbelastungen die sog. „Kriegs-Zitterer" in großer Zahl beobachtet. Vergleichbare Krankheitsbilder hat man im und nach dem Zweiten Weltkrieg fast überhaupt nicht mehr gesehen. Dem gegenüber standen im Zweiten Weltkrieg weniger die Störungen der Motorik, sondern vor allem psychosomatische Beschwerdebilder (Krankheitsbilder mit vielfältigen körperlichen Beschwerden ohne nachweisbaren Organ-Befund) als Katastrophen-Reaktionen im Vordergrund. Im Vietnam-Krieg beobachteten die Amerikaner dann am häufigsten asthenisch-apathische Syndrome (ohne wesentliche auf einzelne Organe bezogene Beschwerden). Diese Katastrophen-Reaktionen waren durch passives Ausweichen gegenüber jeglichen weiteren Anforderungen gekennzeichnet.

Ursachen und Einflußfaktoren dieses *Syndromwandels bei Katastrophen-Reaktionen* sind noch weitgehend unbekannt; sie werden in jüngster Zeit wissenschaftlich vor allem in enger Kooperation mit der modernen empirischen Katastrophen-Soziologie bearbeitet.

Um zu einem allgemeineren Verständnis der *individuellen Psychodynamik des Katastrophen-Verhaltens* zu kommen, greift man am besten auf das tiefenpsychologische Persönlichkeitsmodell zurück.

Man kann als „intrapsychische Instanzen" das Es, das Ich und das Über-Ich unterscheiden. Das *Es* umfaßt die Instinkte und Triebe, die Gefühle, Phantasien, Wünsche und Träume. Das aus dem Es erwachsende Denken ist unlogisch und im wesentlichen nur affektgesteuert.

Das *Über-Ich* vertritt die erlernte, die durch Erziehung übernommene Moral. Im Über-Ich wurzeln die ethischen und moralischen Determinanten des Denkens und Handelns. Das *Ich* umfaßt die Instanzen der Vernunft und der Kontrolle über Denken und Handeln. Im Ich vollzieht sich das reflektierende Erleben von inneren und äußeren Situationen. Das Ich ist die Instanz, die die Selbständigkeit, die Autonomie der menschlichen Existenz gewährleistet. In der Bedrohung durch Katastrophen kommt es in jedem Menschen zu intrapsychischen Auseinandersetzungen, die letztlich immer zur Manifestation von Angst führen. Bei der Entwicklung von Angst werden im allgemeinen zuerst Ich-Leistungen aufgegeben. Das Handeln kann dann zunehmend mehr vom Über-Ich bestimmt werden; das geschieht um so ausgeprägter, je tiefer die Über-Ich-Funktionen im Unterbewußtsein wurzeln. Kräftig ausgebildete und stabile Über-Ich-Funktionen können die Grundlage dafür sein, daß in Katastrophen-Situationen Individuen und Gruppen zweckmäßig und immer noch durchaus vernünftig handeln. In Gesellschaften, in denen – aus was für Gründen auch immer – im Lauf der Erziehung nur eine schwache Über-Ich-Bildung zustande kommt, sind Individuen und Gruppen in Katastrophen-Situationen viel stärker für Verhaltensstörungen disponiert. Die weitgehende Aufgabe von Ich-Leistungen bei Individuen mit nur schwachen Über-Ich-Funktionen führt dann schon sehr bald zur fortschreitenden Regression im Instinkt-Verhalten. Das Verhalten wird dann mehr und mehr bestimmt von momentan herrschenden Affekten. So kann es entweder zu ungerichteter Überaktivität oder auch zu weitgehender Passivität kommen – jeweils unter fortschreitendem Verlust von situationsgemäßen Handlungsimpulsen. Das Absinken der Ich-Leistungen in Katastrophen führt zur Einschränkung der personalen Autonomie, führt zum Verlust der inneren Freiheit gegenüber den eigenen Affekten, insbesondere gegenüber der Angst. Damit steigt gleichzeitig die Suggestibilität für Angst, so daß sich ein circulus vitiosus mit progredient zunehmender Angst bilden kann.

Jedes Individuum erwirbt im Laufe der Entwicklung unterschiedliche und verschieden stark ausgeprägte Möglichkeiten der Angst-Beherrschung. Wenn in Gruppen in Katastrophen-Situationen die Suggestibilität wächst, können die sonst funktionierenden Strategien der *individuellen Angst-Bewältigung* immer mehr an Wirksamkeit einbüßen. Suggestibilität ist die Grundlage für die Entstehung *kollektiver Verhaltensweisen*. Das gilt übrigens nicht nur für die Entwicklung von Angst; durch die Suggestibilität in Gruppen kann durchaus auch Mut, natürlich aber auch unangebrachte Sorglosigkeit und Leichtsinn zur Wurzel kollektiven Verhaltens werden.

Nach diesen allgemeinen Regeln psychodynamischer Prozesse in Katastrophen-Situationen kann es erscheinungsbildlich zu einer Vielzahl verschiedener Verhaltensmuster kommen. Nach einer ersten Phase der *akuten Schreck-Reaktion*, die fast ausnahmslos alle Betroffenen im unmittelbaren Anschluß an das bedrohende Ereignis erfaßt und sich in Angst ausdrückt, kommt es dann schon bald zu Verarbeitungsprozessen und Reaktionen, die von Individuum zu Individuum variieren. Normales Reagieren in Katastrophen-Situationen kann für kurze Zeit durchaus massive physische und psychische Schreck-Reaktionen mit Schreien, Weinen, Gestikulieren und motorischer Unruhe umfassen. Dann folgen als normale Reaktionen „*Anpassungsreaktionen*" mit zielgerichtetem, vernünftigem Handeln. Man kann durchaus auch im Zustand großer Angst einen klaren Kopf gewinnen.

Aber schon, wenn Schreien und Bewegungsunruhe lange anhalten oder sich mehr und mehr steigern, handelt es sich um Reaktionen, die ärztliches Handeln erfordern können. Diese *psychomotorischen Erregungszustände* mit kopflosem Verhalten und zunehmender Realitätsverkennung können Ausgangspunkte für *kollektive Panikreaktionen* werden.

Bei *regressiven Reaktionen* wimmern die Menschen, klagen und klammern sich wie Kinder an andere, auch fremde Mitbetroffene. So können nützliche Aktivitäten anderer behindert und Rettungsmaßnahmen vereitelt werden.

Bei *depressiven Reaktionen* entspricht das Verhalten dem Zustand der Erstarrung. Diese Menschen reagieren nicht auf akute Gefahr, bringen sich nicht in Sicherheit, bleiben teilnahmslos und sind zu keiner Tätigkeit zu bringen.

Bei *hysterischen Reaktionen* herrschen körperliche Symptome vor. Häufig persistieren die vegetativen Ausdrucksformen der Angst, wie Zittern, Übelkeit und Erbrechen. Dies kann die Befürchtung der Betroffenen wekken, strahlenkrank zu sein. Die Gliederschwäche kann sich zu psychogenen Lähmungen ausbilden. Psychogene Blindheit, selten auch Taubheit kommen vor.

Störungen des Bewußtseins im engeren Sinne sind beim Hereinbrechen einer Katastrophe erstaunlicherweise selten.

In Katastrophen-Situationen ist es die wichtigste Aufgabe, die Ich-Funktionen der betroffenen Individuen zu fördern und zu stützen. Es muß versucht werden, an die im Ich wurzelnde Vernunft und Selbständigkeit so zu appellieren, daß die Möglichkeiten zum bedachten, kontrollierten und energischen Handeln möglichst wenig geschmälert werden. Besondere Aufmerksamkeit erfordern die Individuen, die durch die Katastrophe in Überaktivitäten geraten. Diese Menschen sollten möglichst schnell isoliert und unter Kontrolle gebracht werden; notfalls müssen solche Menschen mit Medikamenten ruhiggestellt werden. Sie können sonst leicht zu Kristallisationspunkten für Panik werden. Da Panik in Gruppen im allgemeinen nur sehr schwer zu bekämpfen ist, muß alles versucht werden, Panik zu verhindern. Hierzu ist die Isolierung von Personen, die durch ziellose Überaktivität potentielle Auslöser von Panik werden könnten, eines der wichtigsten Mittel.

Panik ist fast immer eine kollektive Reaktion, die vom Fehlverhalten einzelner Individuen ihren Ausgang nimmt und sich um so unheilvoller auswirkt, je größer die Suggestibilität in der Masse ist. Panik braucht sich nicht nur als ziellose Flucht auszuwirken. Auch Meuterei und die in jüngerer Zeit so besorgniserregenden kollektiven Grausamkeiten und die Gewalttätigkeiten bei Demonstrationen kommen auf analoge Weise zustande. Verschiedene äußere Faktoren können Gruppen erhöht Panik-anfällig machen:

1. Geringer Zusammenhalt in der Gruppe (geringe Übereinstimmung in moralischen Wertvorstellungen und Idealen);
2. Ungenügende oder widersprüchliche Informationen über die Bedrohungs-Situation;
3. Ungewißheit über Gefahren;
4. Fehlende oder unzureichende Strukturierung der Gruppe hinsichtlich Kompetenzen und Verantwortung;
5. Physische Faktoren wie Erschöpfung, Hunger und Schlafentzug.

Damit ist ein kurzer Abriß über psychiatrisch-psychologische Aspekte gestörten Verhaltens in Katastrophen-Situationen gegeben.

Wenn diese Aufgabe hier von einem Psychiater übernommen wurde, sollte das nicht zu dem Fehlschluß führen, für den Umgang mit verhaltensauffälligen und gestörten Menschen in Katastrophen-Situationen sei der Psychiater zuständig – nein, das sind Aufgaben für *jeden* Arzt!

Besondere fachpsychiatrische Aufgaben im engeren Sinne ergeben sich in Katastrophen-Situationen im allgemeinen nicht. Weder körperlich begründbare noch endogene Psychosen (manisch-depressive Psychosen und Schizophrenien) werden durch akute Bedrohungs-Situationen im Katastrophen-Ausmaß „verursacht" – sie werden nicht einmal in nennenswertem Umfang durch Katastrophen-Situationen ausgelöst. Chronische psychogene Störungen (Neurosen) können mitunter in Katastrophen-Situationen sogar vorübergehend symptomfrei werden.

Literatur

1. Hippius H (1981) Verhalten und psychische Reaktionen in der Katastrophe. In: Zivilschutz-Forschung, Schriftenreihe der Schutzkommission beim Bundesminister des Inneren, Band 13, S 57–66 (dort weitere Literatur)
2. Ploog D (1981) Verhalten und psychische Reaktionen in der Katastrophe. In: Katastrophenmedizin – Leitfaden für die ärztliche Versorgung im Katastrophenfall. Bundesminister des Inneren (Hrsg), Bonn, S 11–21

19 Ethik ärztlichen Handelns in der Katastrophe

(F. Böckle)

Die Katastrophenmedizin ist unter Beschuß geraten. Kritische Stimmen befürchten, Zivilschutz und Katastrophenmedizin könnten einen Krieg nicht nur nicht verhindern, sie ließen ihn vielmehr „machbarer" erscheinen, damit aber werde er tatsächlich auch wahrscheinlicher. Die Argumentation ist nicht einheitlich. Sie geht *einerseits* von der Annahme aus, daß ein wirkungsvoller Zivilschutz und eine gut funktionierende Katastrophenmedizin die verheerenden Wirkungen auch eines modernen Krieges erheblich verringerten. Damit würde wohl das Schadenrisiko gesenkt, die Bereitschaft, Konflikte mit Waffengewalt auszutragen aber erhöht. *Andererseits* wird argumentiert, der totale Krieg ließe niemandem mehr eine Chance, darum sei zumindest die Katastrophenmedizin im Hinblick auf einen atomaren Krieg blanker Zynismus. Wo immer die Argumentation im einzelnen ansetzt, man zählt die Katastrophenmedizin wie die Rüstung zur Kriegsvorbereitung und verlangt, sich ihr zu verweigern. Bevor wir uns daher auf die *ethische Diskussion konkreter ärztlicher Entscheidungen und Maßnahmen* einlassen (II), müssen wir uns in ein paar grundsätzlichen Überlegungen mit der gesellschaftspolitischen *Diskussion über Sinn und Zweck der Katastrophenmedizin* auseinandersetzen (I). Das ist um so notwendiger, als sich die Kritiker der Katastrophenmedizin selbst ethischer Argumente bedienen.

Katastrophenmedizin als ethisches Problem

Am 18. Juni 1982 hat die „Arbeitsgemeinschaft für medizinische Ethik" des Leiterkreises der Evangelischen Akademien in Deutschland eine Stellungnahme zur Katastrophenmedizin verabschiedet. Nach einer Meldung des Evangelischen Pressedienstes will das Papier die tiefen Gräben überbrücken, die derzeit die Ärzteschaft in dieser Frage spalten. Jede Seite werde aufgerufen, die Argumentation und ethische Begründung der anderen zur Kenntnis zu nehmen und zu respektieren. Die Planung von Hilfsmaßnahmen auch für einen Atomkrieg könne zu einem trügerischen Sicherheitsgefühl führen und überdecken, daß „wir noch keine ausreichende Ethik für diese Situation haben, auch keine erprobten Verhaltensweisen und Institutionen der Willensbildung und politischen Entscheidung". Wenn die Hilfe im Atomkrieg einfach generell der Hilfe im Katastrophenfall zugeordnet werde, so würde dies dem Mißverständnis Vorschub leisten, als wäre ein Atomkrieg ein natürliches Risiko des menschlichen Fortschritts und Katastrophenmedizin nichts anderes als Unfallmedizin größeren Ausmaßes. Der Einbezug der Kriegskatastrophe in die allgemeine Katastrophenvorsorge trage überdies die Gefahr in sich, daß alle anderen Bereiche dem militärischen untergeordnet werden.

Dieser Bericht dokumentiert ohne Zweifel eine hauptsächlich im Kreis der Friedensbewegung intensiv geführte Diskussion. Zwei Fragen scheinen mir dabei von besonderer ethischer Relevanz.

Der Einbezug durch Krieg ausgelöster Katastrophen in die Katastrophenmedizin

Wir können wohl von der allgemeinen Überzeugung ausgehen, daß Katastrophenmedizin kein „humanitärer Luxus" (Maihofer) ist. Wo das Leben und die Gesundheit einer so großen Zahl von Menschen in so ungewöhnlichem Maße geschädigt sind, daß die Notlage mit den örtlich zur Verfügung stehenden Mitteln nicht zu bewältigen ist, da verlangt die Solidargemeinschaft eine allgemeine Hilfeleistung. Darüber kann es wohl keine Diskussion geben. Ebensowenig kann es Streit darüber geben, daß zwischen Naturkatastrophen und den durch menschliches Tun bewirkten Katastrophen ein sittlich bedeutsamer Unterschied besteht. Wer katastrophale Schäden direkt oder indirekt verursacht, hat diese auch zu verantworten. *Das aber ist hier nicht die Frage.* Es geht um die Pflicht zur Hilfeleistung und der damit notwendig verbundenen Vorsorge. Die *Hilfspflicht darf* aber gerade *nicht von der Schuldfrage abhängig gemacht werden.* Im Blick auf die Pflicht zu Hilfeleistung hat der Arzt nie zu fragen, wieso jemand in Not geraten ist. Das gilt beim Suizidversuch wie beim Unfall, das gilt erst recht bei der undifferenzierten Situation eines Massenunfalles, das gilt im Sinne der Genfer Konventionen auch für die schlimmste aller Katastrophen, für den Krieg.

Es waren die Erfahrungen von Solferino (1859), die Henri Dunant zur Gründung des Roten Kreuzes führten. Das Rote Kreuz ist entstanden aus dem Wunsch, ohne Unterschied Verwundeten auf dem Schlachtfeld Hilfe zu bringen. Es weiß sich dabei allein dem Grundsatz der Humanität verpflichtet. „Das Rote Kreuz macht keine Unterscheidung nach Nationalität, Rasse, religiösen Bekenntnissen, Klassen oder politischen Meinungen. Es ist nur bemüht, Leiden zu lindern, wobei es den dringendsten Fällen den Vorrang gibt" (2. Grundprinzip des IKRK). Das Geheimnis für den Erfolg und die Anerkennung des Roten Kreuzes liegt im Grundsatz der Unabhängigkeit. Das Rote Kreuz gründet seine Existenz auf das private Recht. Das gibt ihm in der gefährlichen Umgebung höchst explosiver, politisch und militärisch gepanzerter Gewalten eine erstaunliche Überlebens- und Überzeugungskraft. Prof. Max Huber, der langjährige Präsident des IKRK, spricht in diesem Zusammenhang von der „Macht der Machtlosen". Um überhaupt im Krieg tätig werden zu dürfen, wurde über die nationalen Gesellschaften den Regierungen eine Kooperation angeboten, die sowohl die Effizienz der Hilfe wie den Grundsatz der Unabhängigkeit wahren sollte. Man war strikte darauf bedacht, auf den Kriegsschauplätzen nicht die Rolle des Zensors zu übernehmen. Man ging von der Überlegung aus, daß wer von Regierungen und Truppen zur Verwundetenpflege, zur Fürsorge für Gefangene oder zum Schutz gefährdeter Zivilbevölkerung zugelassen werden will, nicht gleichzeitig gegen den militärischen Einsatz der betreffenden Regierung als solchen vorgehen kann. Wer dieses Ziel verfolgt, muß politische Mittel einsetzen. Dies muß übernational geschehen. Inzwischen erkennt das Internationale Komitee dementsprechend auch immer mehr den ihm übernational erwachsenden politischen Auftrag. Den nationalen Organisationen ist es aber gerade aufgrund der genannten Selbstbeschränkung möglich, an jedem Ort und in jeder Lage menschlicher Not mit menschlicher Hilfe zu begegnen. Dieser Geist stärkt in seiner Weise den Friedenswillen und trägt zum Abbau von Spannungen bei. Ich darf dazu Carlo Schmid zitieren: „Im Grunde geht die große realistische Friedensbewegung des letzten Halbjahrhunderts auf die Dunants zurück, jene Bewegung, die vom schwärmerischen und sentimentalen Pazifismus wegführte und die Menschen veranlaßte, nach Institutionen zu suchen, die den Krieg als letztes Mittel des Austrags internationaler Streitigkeiten überflüssig machen oder zumindest seinen Ausbruch erschweren sollen" [1]. Nur dies kann auch der Geist der Katastrophenmedizin sein. Darum kann sie die schwerste Katastrophe, den Krieg, nicht aus der Vorsorge ausschließen, freilich nicht ohne mit Nachdruck darauf hinzuweisen, daß die Hilfe in einem thermonuklearen Krieg an immanente Grenzen stößt.

Der Einbezug der Katastrophenmedizin in die Abschreckungsstrategie

Weckt nicht die Planung von Sicherheitsmaßnahmen ein trügerisches Sicherheitsgefühl, das möglicherweise den entschiedenen Willen „Nie wieder Krieg" untergraben könnte? In Kreisen der Friedensbewegung sieht man die Katastrophenmedizin im Dienst der atomaren Rüstung. Der Schutz gegen die verheerenden Folgen eines Atomkrieges wird als Teil der Abschreckungsstrategie gesehen. Dies wird man vom strategischen Standpunkt aus wohl nicht von der Hand weisen können, selbst wenn die zur Hilfe bereiten Ärzte sich nicht von einer solchen Absicht leiten lassen. Darin liegt das Problem. Selbstverständlich kann ein einzelner sich zur Hilfe bereithalten, auch wenn ihn die Abschreckungsstrategie nicht überzeugt. Eine Katastrophenmedizin, die eine nukleare Auseinandersetzung in die organisatorischen Überlegungen einbezieht, kann in unserer Gesellschaft nicht aus dem Gesamtkonzept der Sicherheitspolitik gelöst werden. Dazu sollten wir – warnend und vorsorgend zugleich – stehen.

Ziel der Sicherheitspolitik ist einzig und allein die Vermeidung eines Krieges und einer politischen Erpressung. Rüstung zur Abschreckung kann und will nur diesem Ziel dienen. Der Sinn aller Abschreckungsstrategien besteht darin, dem potentiellen Herausforderer die Optionen der Bedrohung aus der Hand zu schlagen. Die Drohung wird nur eingesetzt, um die Herausforderung zunichte zu machen. Sie ist auf Unterlassung – und nicht auf Erzwingung oder Vernichtung – ausgerichtet. Dementsprechend ist sie bedingungsweise formuliert, d. h. sie enthält für den Fall der geforderten Unterlassung die Zusage der Nicht-Bedrohung.

Man kann darüber diskutieren, ob und wie lange die Strategie der Abschreckung tragen wird, man darf ihr aber keine falschen Absichten unterschieben. Sie steht nicht im Dienst der Kriegsführung, sondern der Kriegsverhinderung. Von daher allein läßt sie sich legitimieren und läßt sich das nicht zu bestreitende immanente Risiko tragen, wie es im sogenannten Abschreckungsdilemma formuliert wird.

Dieses Dilemma wird durch die folgende, wenig verlockende Alternative charakterisiert: *Entweder* halten wir an einer wirksamen Abschreckung fest, dann müssen wir uns einem Rüstungswettlauf ausliefern, der seiner inneren Dynamik nach zu einer Katastrophe führen kann; *oder* wir verzichten einseitig auf ein strategisches Gleichgewicht und werden politisch erpreßbar. Sicher ist, daß die Abschreckung in den fünfziger und sechziger Jahren die Kriegsgefahr im zentralen Konfliktbereich zwischen den großen Machtblöcken verringert hat. Dafür erhöhte sich die Gefahr in den nicht klar abgegrenzten Randzonen erheblich. Auf lange Sicht erscheint aber der „Abschreckungsfriede" auch im zentralen Bereich immer mehr als gefährdet. Papst Paul VI. erklärte in seiner Botschaft an die Abrüstungskonferenz der Vereinten Nationen 1978: Es wäre „eine tragische Illusion, zu meinen, der Rüstungswettlauf könne bis ins Unendliche so weitergehen, ohne eine Katastrophe heraufzubeschwören". Und der Papst spricht die Befürchtung aus, der Rüstungswettlauf könnte in Verbindung mit der Eigendynamik technologischer Entwicklung zu einem fast autonomen Eskalationsprozeß führen. *Darum ist das Wettrüsten zu stoppen.* Diesem Postulat darf sich niemand verschließen. Die Diskussion geht jedoch um die konkreten Schritte. Nimmt man das Dilemma ernst, so ergibt sich, daß eine überstürzte Abrüstung das sicherheitspolitische Gleichgewicht zwischen Ost und West genauso gefährlich destabilisieren kann, wie das unkontrollierte Wettrüsten. Der Weg aus der Sackgasse heißt darum *Rüstungskontrolle*. Die strategische Stabilität soll durch Einfangen, Anhalten und schließlich Umkehren des Rüstungswettlaufs erreicht werden. Erfüllt sich diese Hoffnung, so sind unsere Vorbereitungen „umsonst" gewesen. Das ist aber genau das, was wir alle wollen und was unserem Einsatz für eine wirksame Katastrophenmedizin in echter Dialektik den letzten Sinn verleiht.

Ethische Diskussion ärztlichen Handelns

Es war ein langer, aber, wie mir angesichts der öffentlichen Diskussion scheint, notwendiger Weg zum konkreten Thema: das Verhalten des Arztes in der Katastrophe. Die Rettung, Sichtung und Behandlung nahezu gleichzeitig bedrohter Menschen stellt den Arzt vor schwerwiegende Entscheidungen. Bereits der ärztliche Alltag fordert von ihm immer wieder Entschlüsse, die nicht nur solides medizinisches *Wissen* voraussetzen, sondern auch einen aus der Erfahrung wachsenden Mut zum *Gewissensentscheid* verlangen. *Wissen und Gewissen*, beides hat Martin Allgöwer beim Jahreskongreß der Deutschen Gesellschaft für Chirurgie im Hinblick auf Grenzsituationen gefordert. Bei der Katastrophenmedizin als Massenmedizin wird diese Grenzsituation besonders deutlich. Beim Massenanfall an hilfsbedürftigen Menschen reichen die verfügbaren personellen Kräfte und materiellen Mittel nicht aus, um jedem Betroffenen nach individualmedizinischen Grundsätzen sogleich zu helfen. Diese Situation verlangt vom Arzt eine Beurteilung und Entscheidung über die Dringlichkeit der Versorgung von Patienten hinsichtlich Art und Umfang der Behandlung sowie Art und Ziel des Abtransportes. Diese notwendigerweise rasche und gleichzeitig zuverlässige Entscheidung stellt den Arzt unter hohe Verantwortung. Sie verlangt spezifisches medizinisches Wissen und eine entsprechende Vorbereitung. Dieser Kongreß will entscheidende Grundlagen dafür erarbeiten. Hier sollen die *ethischen Prinzipien* dazu in Erinnerung gerufen werden.

Das Leitprinzip

Das Leitprinzip aller ärztlichen Tätigkeit bleibt auch in der Katastrophe der *Schutz des menschlichen Lebens*, d. h. die Heilung und Rehabilitation des Kranken resp. des Verletzten. Dabei bleibt das medizinisch Machbare die

Grundlage allen ärztlich sinnvollen Tuns. Sie wissen aber aus ihrer ärztlichen Erfahrung, daß es stets Fälle gibt, wo etwas zwar medizinisch-technisch noch machbar, aber aus umfassender ärztlicher Sorgepflicht nicht mehr sinnvoll erscheint. Eine Unterlassung kann dann nicht mehr als pflichtwidrig gelten. Dies gilt selbstverständlich auch für die Grenzsituation der Katastrophe.

Das Auswahlprinzip

Der Massenanfall an Verletzten bei einer begrenzten Zahl von Ärzten macht es nun aber leider nicht möglich, jedem Betroffenen nach individualmedizinischen Grundsätzen sogleich zu helfen. Eine Sichtung und Entscheidung nach Dringlichkeitsstufen der Behandlung wird hier zur schmerzlichen Pflicht. Sie folgt dem für die „austeilende Gerechtigkeit" entsprechenden Grundsatz: „Größtmöglicher Nutzen für möglichst viele". „*Nutzen*" ist im Zusammenhang ärztlichen Handelns kein beliebig zu bestimmender Wert. Dem eben dargelegten Leitprinzip entsprechend kann es sich nur um die Heilung und Rehabilitation der Verletzten handeln, d. h. allein die *optimale Rettung möglichst vieler unter dem Gesichtspunkt medizinischer Heilungschancen kann den Ausschlag geben*. Hier gilt kein Ansehen der Person: Hohe und Niedrige, Kombattante und Nicht-Kombattante, selbst der verwundete Feind, verdienen Hilfe; denn immer noch gilt dem Arzt „Hostis dum vulneratus frater". Es handelt sich auch nicht um ein Opfer für das Wohl der Allgemeinheit. Nicht die Priorität der Funktion, sondern allein die Heilungsmöglichkeiten geben den Ausschlag. Das Wohl möglichst vieler ist nicht ein operatives Ziel; nicht das Wohlergehen der vielen entscheidet über das Schicksal des einzelnen. Das Prinzip hat rein regulative Funktion, es will das individuelle Wohl für möglichst viele. Die individual-medizinischen Handlungsgrundsätze bleiben daher im richtig verstandenen Prinzip des Utilitarismus voll gewahrt.

Die Ausführungen über das psychische Verhalten in der Katastrophensituation haben uns gezeigt, welch hohe menschliche Anforderungen in der Katastrophe an die Ärzte und an alle ihre Helfer gestellt werden. Über alles fachliche Wissen hinaus sind hier ihre menschlichen Qualitäten gefordert. Die Opfer der Katastrophe beanspruchen von ihnen nicht nur erste Hilfe, Wundversorgung und Schmerzbekämpfung, sondern auch Beruhigung, Zuspruch und Stärkung. Vor allem – so schreibt D. Ploog – muß der Arzt „der ruhige Pol am Ort des Ereignisses sein" [2]. Dies verlangt ein hohes Maß an Konzentration und innerer Kraft. In der Katastrophe sind nicht einfach Techniker und Routiniers gefordert. Wer hier aufrechtstehen will, muß dem

Tod ins Auge blicken, ohne zu erschrecken. Einfühlungsvermögen und therapeutische Distanz müssen sich verbinden. Nur so ist ein sachgerechter und humaner Dienst im Katastrophenfall zu leisten.

Literatur

1. Schmid C (1963) Rotes Kreuz – Prinzip der Hoffnung in unserer Zeit, In: Hundert Jahre im Dienst der Menschlichkeit. Reden und Aufsätze zur Hundertjahrfeier der Gründung des Roten Kreuzes, Schriftenreihe Nr. 30, Bonn, S. 24
2. Ploog D (1981) Verhalten und psychische Reaktionen in der Katastrophe, In: Katastrophenmedizin. Leitfaden für die ärztliche Versorgung im Katastrophenfall, Bundesminister des Innern (Hrsg) Bonn

20 Ernährungsprobleme im Katastrophenfall

(H. J. Holtmeier)

Einengung des Themas

Es gibt verschiedene Möglichkeiten, Ernährungsprobleme in Katastrophenzuständen zu betrachten. Eine Rolle spielen könnten Epidemien, Naturkatastrophen, radioaktive Verseuchungen durch Krieg oder Austritt aus Atomreaktoren, Umweltkatastrophen oder Ernährungsprobleme in Krisen und Kriegszeiten. Da es unmöglich ist, diese vielfältigen Gesichtspunkte hier heute abzuhandeln, beschränke ich mich auf das ausgewählte Kapitel über *Ernährungsstudien in Krisen- bzw. Kriegszeiten.* Diesbezüglich verfügt Deutschland in einem Jahrhundert über Erfahrungen in drei Kriegen (1870–71, 1914–18 und 1939–45) insbesondere über die schweren Hungerkrisen in den beiden letzten Weltkriegen. Während im Zweiten Weltkrieg 1939–45, solange der Krieg noch nicht verloren war, mit einem wohl ausgeklügelten System mit Rationierungen und Lebensmittelkarten extreme Hungerzustände der Bevölkerung vermieden werden konnten, die extreme Ausmaße erst nach Mai 1945 in den Jahren 1946 und 1947 annahmen, war die Erfahrung im Ersten Weltkrieg 1914–18 viel bitterer als im Zweiten Weltkrieg. Die Bevölkerung bzw. Regierung verfügte über ungleich weniger Ernährungsstudien und die Hungerzustände waren über viele Jahre des Krieges fast unerträglich. Der Anlaß meiner eigenen Studien sind noch persönliche Erfahrungen aus dem Zweiten Weltkrieg und seinen starken Hungerzeiten. Einer der auffälligsten Befunde ist, in wie *unzureichendem* Maße der eigene Bürger über *ernährungsphysiologische Kenntnisse* und Vorlagen verfügte, die es ihm persönlich ermöglicht hätten, diese Zeiten besser zu überstehen. Ich denke an unzureichende Erkenntnisse über die Erhöhung der biologischen Eiweißwertigkeit bei Kombination verschiedener Nahrungsmittel und die dann trotz geringerer Zufuhr eine ausreichende Gesamteiweißernährung ermöglichen. Auch heute ist z. B. über die Rolle der Kohlenhydratträger als wertvolle Eiweißträger zu wenig bekannt. In den beiden Weltkriegen gab es eine einheitliche Erfahrung, daß in den Großstädten die Menschen bei Zuschärfung der Ernährungssituation am meisten hungerten, weil man der Transportprobleme und der Nahrungsbeschaffung nicht mehr gerecht werden konnte.

Derzeitige gesetzliche Verordnungen

In der Bundesrepublik Deutschland sind Bund, Länder und Gemeinden verpflichtet zur Ernährungsversorgung der Bevölkerung alle Vorkehrungen zu treffen, die durch das *„Ernährungssicherstellungsgesetz"* vorgeschrieben sind. Ausführlicheres geht unter anderem aus der *Informationsschrift* des Ministeriums für Ernährung, Landwirtschaft und Umwelt Baden-Württemberg vom Dezember 1980 über den Titel „Daseinsvorsorge, Ernährungssicherstellung und Lebensmittelbewirtschaftung" hervor, auf die verwiesen wird. Trotzdem dürfte es in der gegenwärtigen Bevorratungspolitik und der genauen Anweisung zur Meisterung einer Ernährungskrise noch erhebliche Lücken geben. Da sich häufig kriegerische Auseinandersetzungen über große Zeiträume erstrecken, sind die vielfältig veröffentlichten Bevorratungsempfehlungen sicher wichtig und notwendig, aber sie vermögen die *langfristigen* Probleme nicht zu lösen. Die in Tabelle 1 aufgeführten Nahrungsmittel kann man leicht in Friedenszeiten oder zu Beginn von Krisenzeiten erwerben. Die Beispiele des Ersten Weltkrieges, der 4 Jahre dauerte und des Zweiten Weltkrieges, der einschließlich der nachfolgenden Hungerjahre während der Besatzungszeit nach beendetem Krieg fast 9 Jahre umfaßte, bringt *Probleme ganz anderer Dimensionen*. Bei allem Vertrauen auf die staatliche Macht und den guten Willen bin ich der Überzeugung, daß am Ende zum Überleben u. a. die Selbsthilfe, insbesondere aber die Kenntnis über die Materie „Ernährung", über den Ernährungsbedarf an Eiweiß und so weiter, steht.

Mit zunehmender Krise entstehen Ernährungsprobleme

Ähnlich wie derzeit mit zunehmender Finanzverschlechterung stets ein Problem eine Reihe von anderen Änderungen nach sich zieht, zeigte im letzten Weltkrieg ähnliche Entwicklungen auch die Ernährungsversorgung. Von großer Wichtigkeit ist stets Transportraummangel, allgemeine Transportprobleme, durch Militärfahrzeuge behinderte Straßen, Behinderung durch Jagdflugzeuge, insbesondere aber die Beschränkung und Ausschaltung eigener PKW, Mangel in der Zuteilung an Betriebsstoff für Privathaushalte und Fortbewegungsfahrzeuge. Die Beschränkung landwirtschaftlicher Importe führt sofort zur Änderung der heimischen Landwirtschaft und Produktion. Im Gegensatz zur Zeit des Zweiten Weltkrieges dürfte vor allem der sofort einsetzende Mangel an *Düngermitteln* von größter Bedeutung sein. Während

Ernährungsprobleme im Katastrophenfall 137

Tabelle 1. Empfehlungen für den Notvorrat (14 Tage pro Person) (Minist. f. Ern. Landw. Forsten u. Umwelt) Info. Dez. 1980

Nahrungsmittel		14 Tage Ration g	berechnet auf 1 Tag g
Knäckebrot		200	14
Zwieback		200	14
Hartkeks		150	11
Reis		500	36
Haferflocken		500	36
Teigwaren	Getreide-	500	36
Mehl	produkte	500	36
Grieß		500	36
getr. Erbsen	Hülsenfrüchte	250	18
getr. Bohnen		250	18
Kartoffelpüreepulver		250	18
Suppen i.D. (Trockenprodukt)		50	4
Zucker		1000	71
Salz		125	9
Speiseöl		1000	71
Pflanzenfett		1000	71
Fleischkonserven		1500	107
Fischkonserven		500	36
Wurstwaren		500	36
Suppenkonserven (mit Fleisch)		500	36
Kondensmilch		1000	71
Milchpulver		250	18
Schmelzkäse		500	36
Obst- und Gemüsekonserven	Gemüse	1250	90
	Obst	1250	90
Fruchtsäfte		1500	107
Gemüsesäfte		1500	107
Marmelade		250	18
Honig		250	18
			Energiewert/Tag: ca. 3700 kcal

1939–1945 noch ein großer Teil der Bevölkerung in der Landwirtschaft tätig war und auf großen Flächengebieten die landwirtschaftlichen Erträge einbrachten, hängen diese heute von der Ertragskraft weitaus geringerer landwirtschaftlicher Flächen ab, die völlig von der modernen Düngung und landwirtschaftlichen Automation abhängen. Landwirtschaftliche Automation aber bedeutet eine extreme Belastung in der Krise durch Betrieb von Traktoren, durch Bedarf an Mineralölprodukten, an Maschinen für die Getreide- und Lebensmittelverarbeitung, für die Verteilung von Pflanzenschutz- und Spritzmitteln, Energie für die sachgerechte Trocknung und Lagerung der Nahrungsmittel usw. Bereits heute wissen die Fachleute, daß selbst bei friedlicher Entwicklung täglich das Mißverhältnis zwischen Energieaufwand und Ertrag stärker wird. Zur Zeit gilt die Regel, daß 1 l Öl für die landwirtschaftliche Erzeugung und die Bereitstellung beim Endverbraucher von einem Brot benötigt wird. Woher sollte diese Energie in Krisenzeiten in Deutschland herkommen? Man wird größte Schwierigkeiten haben, auf früher übliche Auswege zurückgreifen zu können, der Bevölkerung Getreide, Kartoffeln und Hülsenfrüchte als wertvolle Eiweißträger anzubieten oder Nahrungsmittel aus der Viehzucht, wenn das heutige landwirtschaftliche System auf einer so außergewöhnlichen Automationsstufe steht, die ohne Lieferung großer Energiemengen im Katastrophenfall nicht aufrecht erhalten werden kann. Weitere Probleme, die sich im Katastrophenfall ereignen können wären Verseuchung von Nahrungsmitteln durch Bakterien oder atomare Einwirkungen, insbesondere Veränderung der Wasserqualität, hierdurch zwangsläufig Rückgang im Viehbestand und damit verbunden Qualitätsminderung der verschiedensten Nahrungsmittel, ganz abgesehen von möglichen Einflüssen klimatischer Änderungen auf die Nahrungsproduktion durch strenge Winter, Hitze usw. Der Zweite Weltkrieg hat alle diese Erfahrungen im Übermaß gelehrt. Der Rückgang der automatisierten landwirtschaftlichen Produktion würde sofort auch einen möglichen Futtermangel in der Viehwirtschaft bedeuten. Man würde also gut tun, beizeiten in einem Planspiel alle diese vorhersehbaren Möglichkeiten abzuklären.

Welche Gefahren drohen uns aus der geänderten Landbau- und Ernährungsweise in der BRD im Falle einer Krisensituation

Die beiden letzten Weltkriege haben in Europa gezeigt, daß ein Überleben der Bevölkerung in Bezug auf die Ernährung nur möglich ist, wenn auf die *unrentable Viehwirtschaft* verzichtet wird, da der Gewinn an Nährwertträgern insbesondere an Proteinen unmittelbar aus Kohlehydratträgern ungleich rentabler und energieärmer gewonnen werden kann. Schon 1915 äußert das *Preußische Ministerium*: „Im ärmeren Haushalt spielt Brot innerhalb der gesamten Ernährung eine größere Rolle als im wohlhabenden. Das Brot ist im Vergleich zu seinem Nährwert ein verhältnismäßig billiges Nahrungsmittel. Der Wohlhabendere ist in der Lage, das Brot durch andere Nahrungsmittel aller Art: Fleisch, Gemüse, Eier und auch Luxusnahrungsmittel zu ersetzen. Im Kriege erwächst ihm die Pflicht, das zu tun, auch unter Aufwendung größter Geldmittel." Als im *Ersten Weltkrieg* die unrentable Viehfütterung nicht mehr möglich war, kam es zu einer *rasanten Schweineabschlachtung*. Zunächst konnte viel Fleisch in Haushaltungen konserviert werden, später kam es trotzdem zu allgemeinen Ernährungskrisen. Aber schon damals machte man die Erfahrung, daß man *nicht über Nacht aus Viehweiden landwirtschaftliche Ertragsflächen machen kann*, die einer jahrelangen fachmännischen Bearbeitung bedürften. Diese Unkenntnis erwies sich als einer der ganz großen Fehler im Ersten Weltkrieg, der nach dem *Zweiten Weltkrieg* von den alliierten Besatzungstruppen mit der massiven Viehabschachtung wiederholt wurde. Bis zum Ende des Zweiten Weltkrieges hatte Deutschland gewisse Vorräte, die dann unter der Besatzung rasch schwanden und der Verlust großer landwirtschaftlicher Produktionsgebiete wirkt sich voll aus. Man war nicht imstande auf Anhieb aus Wiesen und Weiden hochwertiges Ackerland zu machen. So war der Übergang von einer Grünlandwirtschaft zum Körnerfrucht- und Hackfruchtanbau betriebswirtschaftlich nicht ohne weitgehende technische Umstellung sofort möglich. Es war klar zu erkennen, daß alle Getreideerzeugnisse (Brot und Nährmittel) anbauflächenmäßig mit dem Futtergetreide konkurrierten.

Unsere heutige Situation ist ungleich gefährlicher, denn über 80% der *Futtermittel werden aus dem Ausland importiert* und die früher ausreichenden Mengen an landwirtschaftlichen bebaubaren Flächen sind auf ein Extrem zusammengeschrumpft. Durch Anwendung von Spritzmitteln und Düngemitteln, die in Krisenzeiten mit größter Wahrscheinlichkeit nicht mehr ausreichend zur Verfügung stehen, werden heute *größte Erträge auf geringster Fläche erzeugt*. Die Verantwortlichen im Staat sollten sich über diese extreme Gefahrensituation im klaren sein. In den ersten beiden Weltkriegen konnte man noch mit großem Kraftaufwand in gewisser Zeit die benötigten Nutzflächen schaffen, die heute größtenteils mit Autobahnflächen, Straßen, neuen Siedlungen usw. bedeckt sind. Dazu standen die großen Anbaugebiete der heutigen DDR und östlich der Oder/Neiße zur Verfügung. In Krisenzeiten fehlen die Nutzflächen und der Dünger. In Krisenzeiten kann man auf den Gebrauch von *Margarine, Sojabohnen* kaum zählen. Die Sojabohne wird hauptsächlich in den warmen Ländern Mittelamerikas usw. gewonnen. Die Margarine ist auf Importe von Ölrohstoffen wie Rapssaat,

Leinölsaat, Sesam, Erdnuß, Mohnsaat, Palmkernen, Kopra, Cotton, Sojabohnen usw. angewiesen. Deswegen sollte *die Erhaltung der heimischen Land- und Milchwirtschaft mit der wertvollen Butter* mit eines der obersten Ziele moderner Vorratspolitik bei uns sein. Daneben stehen Schlachtfette zur Verfügung, deren Angebot jedoch mit dem Rückgang des Viehbestandes in der Krisenzeit mit einer Fleischrationierung drastisch zurückgehen würde. 57 500 t Fleisch enthalten ebensoviel Eiweiß wie ca. 20 500 t Sojabohnen.

Die gegenwärtige Wohlstandsernährung mit hohem Eiweiß und Fettverbrauch hat zu einem extremen Rückgang im Verbrauch an Kohlenhydratträgern und damit den notwendigen landwirtschaftlichen Nutzflächen in Krisenzeiten geführt.

Die Versorgungssituation in der Bundesrepublik Deutschland hat sich seit 1948/49 geändert. Während es auf der einen Seite zu einem starken Anstieg von Eiweiß und Fett in der Ernährung gekommen ist, korreliert damit *ein extremer Rückgang in der Versorgung mit Kohlenhydraten.* Rechnet man den reinen Zucker in der Versorgung ab, so hat sich die Zufuhr an Kohlenhydratträgern seit 1948/49 nahezu halbiert. Danach betrug der Konsum an Roggenmehl 1949 40,7 kg pro Person im Jahr, 1980/81 waren es 14,0 kg, der Konsum an Weizenmehl 68,4 kg im Jahre 1949, 49,2 kg im Jahre 1980/81. Der Verbrauch an Nährmitteln 5,3 kg 1949 und 4,6 kg 1980/81, der Verzehr an Kartoffeln 202 kg 1949, und 1980/81 noch 80,5 kg bzw. im letzten Jahr um 76 kg. Bei Hülsenfrüchten lag der Konsum 1948/49 noch bei 3,2 kg, 1980/81 bei 1,0 kg. *Diese drastische Konsumänderung in der BRD geht zugleich mit einem Rückgang entsprechender Anbauflächen einher,* da es unmöglich wäre, eine unveränderte Produktion der Vegetabilien aufrecht zu erhalten, die nicht abgenommen würden. Ein leichter Anstieg ist im Konsum bei Gemüse und Obst zu registrieren.

Für die Produktion von *1 kg Weißbrot* werden in der BRD gegenwärtig ca. 0,48 kg (ca. *1 Liter*) an *Erdöl verbraucht.* Davon entfallen 19,4% auf die landwirtschaftliche Produktion (5,3% Maschinen, 11,1% Düngemittel, 3% Trocknung), 12,9% auf Mühlen, 64,3% auf Bäckereien und 3,4% auf den Verkauf.

Erzeugnis	Erzeugtes Eiweiß in kg pro h	Aufgewendetes Futtereiweiß in kg pro kg	Erdölverbrauch in l pro kg erzeugtes Eiweiß	Verhältnis zwischen Energie-Einsatz und Eiweißerzeugung in Joule
Eier	182	3,7	5,7	13
Süßwasserfisch	51	9,5	15,0	35
Schweinefleisch	65	10,6	15,4	35
Milch	59	3,2	15,8	36
Rindfleisch	51	15,4	33,8	78

Vorteile der Krisenernährung

Es mag makaber klingen, daß die Erfahrungen der Krisenernährung im Zweiten Weltkrieg zumindest einige bescheidene Effekte zeigten. Dazu gehörte der massive Rückgang von Wohlstandserkrankungen in Deutschland. 1946 gab es kaum noch Bluthochdruckkranke oder Zuckerkranke, Übergewichtige mit allen Risikofaktoren waren verschwunden, Herzinfarkte gab es ebenso extrem selten wie die Steinleiden von Gallen- oder Nierenkranken. Gelenkschäden und Hauterkrankungen in Folge von Übergewicht waren verschwunden usw. Vielen Menschen ist durch die Hungerzeit des Zweiten Weltkrieges „ein Jahrzehnt Leben" zusätzlich geschenkt worden. Aber damit soll nicht die Schrecklichkeit dieser Zeit kaschiert werden. Sie hat vielleicht in einem einmaligen Beispiel eines Experimentes gezeigt, wie sehr der Rückgang von Wohlstand und Überernährung zu einem Rückgang von Wohlstandskrankheiten beitragen kann.

Vorrangige Erfahrungen für den Einzelhaushalt

Es ist nicht allein damit getan, Nahrungsmittel zu lagern und sich Ernährungskenntnisse anzuschaffen. Aus den oben aufgezeigten Ausführungen geht hervor, daß noch eine Reihe anderer äußerst wichtiger Maßnahmen in Krisenfällen Vorraussetzung für eine ausreichende Ernährung sind.

Das Fahrrad

Für jedes Haushaltsmitglied muß als *erstes* ein fahrtüchtiges Fahrrad zur Verfügung stehen, mit Reserveschläuchen und Decken (eventuell mit einigen Ersatzteilen) die nach Möglichkeit den Gebrauch über 6–9 Jahre abdecken. Hierbei kann man nach den Erfahrungen des Zweiten Weltkrieges in Krisenfällen von einer täglichen Wegstrecke von 30–40 km pro Person ausgehen und dies würde bedeuten, daß der rechtzeitige Einkauf von Reserveschläuchen und Decken von größter Bedeutung ist. Als der Zweite Weltkrieg ausbrach, gab es innerhalb kurzer Zeit keinen einzigen Fahrradschlauch oder Fahrradreifen mehr, da die Fabriken für militärische Produktionen beansprucht waren und Kautschukimporte ausblieben. Bereits nach wenigen Jahren mußten Fahrräder, wie im Ersten Weltkrieg, mit Metallspiralen als Ersatz für Schläuche und Decken gefahren werden. Sobald Kriege und Krisen ausbrechen, zeigen die Erfahrungen, daß private mit Benzin oder Diesel betriebene Fahrzeuge eingezogen oder verboten werden. *Alles was* insbesondere von einem Städter neben der amtlichen Zuteilung an

Nahrungsmitteln vom Land *besorgt werden muß, kann nur durch die Benutzung von Fahrrädern besorgt werden.* Es gehört zu den Realitäten, daß derartige Ausflüge, die man wegen Einsparung von Kalorien und Energie unmöglich zu Fuß machen kann (die besorgten Nahrungsmittel würden größtenteils durch den Fußmarsch praktisch verbraucht werden) nur mit Hilfe von Fahrrädern bewerkstelligt werden können. Selbst Personen, die sich rechtzeitig im Vorfeld der Städte landwirtschaftliche Nutzflächen besorgt haben, sind auf solche Werkzeuge angewiesen. *Das Fahrrad und seine Ersatzteile* sind die *wichtigsten Werkzeuge zum Überleben* bei langfristiger Ernährungskrise, neben dem Nahrungsmittel selber.

Düngemittel

Wie bereits oben aufgezeigt, hat sich die heutige Zeit gegenüber dem Zweiten Weltkrieg durch die Automation der Landwirtschaft wesentlich geändert. Landwirtschaftsprofessoren sind sich darüber einig, daß jeder, der über eine gewisse Menge an Land verfügt, die *beste Vorratshaltung* dadurch bewirken kann, daß er für einige Jahre ausreichende Mengen an *Düngemitteln bevorratet* (z. B. 10 Sack an stickstoffhaltigen Düngemitteln). Dies ist die einfachste und zur Zeit noch billigste Methode, durch Lagerung von Stickstoff in Form von Düngemitteln am Ende langfristig geplant über viele Jahre auf kleinstem Raum größte Erträge zu erzielen, sei es, daß es sich hierbei um die Produktion von Getreide, Gemüse, Kartoffeln usw. handelt, oder um Produkte, die von Fleischfressern wie Kaninchen, Hühnern usw. aufgenommen werden. Ohne Düngemittel geht heute und in Krisenzeiten schon gar nichts mehr. Dazu gehören auch mineralische Dünger.

Gartenland

Wir haben eingangs erwähnt, daß die Erfahrung zweier Weltkriege gezeigt hat, daß der Hunger am stärksten in den Großstädten bis hin zu Verhungerungsfällen gehaust hat. Deswegen sollte man sich nach Möglichkeit Gartenland besorgen um eine gewisse Teilselbstversorgung zu ermöglichen. In Gegenden in denen Fische in Teichen oder im Meerwasser vorhanden sind, herrscht grundsätzlich eine günstigere Ernährungssituation. Fisch ist ein idealer Eiweißträger und hat den Küstenbewohnern über die schwersten Kriegszeiten geholfen. Das Halten von Kaninchen zur Erzeugung von Kaninchenfleisch hat im Zweiten Weltkrieg in den privaten Haushalten eine große Bedeutung gespielt, läßt sich aber nur mit Erfolg durchführen, wenn zur Düngung der Rasenfläche auch ausreichende Düngemittel zur Verfügung stehen.

Nachteile

So sinnvoll es ist, sich möglichst aus den Großstädten heraus in ländliche Bezirke abzusetzen, so sehr sollte man darauf bedacht sein, hier wiederum in gewissen Wohnungseinheiten (kleine Dörfer, Häuseransammlungen usw.) zu leben. Als 1945-47 die schwere Hungerzeit in Deutschland herrschte, war es außerordentlich gefährlich, außerhalb der Städte zu leben. Die hungernden Horden überfielen einzelne Gehöfte und Ferienwohnungen mit Schrebergärten, um an Nahrungsmittel zu kommen. Alleiniges Leben außerhalb der Städte wurde zur Lebensgefahr. Gewaltsame Diebstähle im Landwirtschaftsbereich ließen sich nicht mehr zurückhalten, wenn es bei den Menschen um die Frage des Verhungerns oder Überlebens ging.

Erfahrungen über die Ernährungssituation im Zweiten Weltkrieg von 1939-1945 sowie der Hungerperiode bis 1948

Rationalisierung und Lebensmittelkarten

Die Rationalisierung und Ausgabe von Lebensmittelkarten begann am 28.8.1939 und endete am 30.4.1950. Am 28.8.1939 war die Ausgabe der Lebensmittelkarten vollzogen und damit eine mehrjährige langfristige Rationalisierungs- und Kriegsplanung, die dann organisatorisch hervorragend und reibungslos ablief, abgeschlossen. Erst ca. 3 Tage später am 1.9.1939 brach der *Zweite Weltkrieg* angeblich durch den überraschenden Überfall der Polen auf das Deutsche Reich, welches angeblich „auf nichts vorbereitet" war, aus. Die *Lebensmittelkarten* waren unterteilt und berücksichtigten Normalverbraucher nach verschiedenen Altersgruppen, Kinder, ältere Leute, Schwer- und Schwerstarbeiter, und nahmen Rücksicht auf Kranke usw. Es gab im Laufe der Zeit Fleisch-, Fett-, Reis-Karten, Zusatzkarten. Am Ende gab es circa *7000 verschiedene Arten*, die im Umlauf waren und nach einem gut durchdachten System abliefen. Solange die deutschen Machthaber diese Organisation in den Händen hatten, wurden Hungerzustände wie im Ersten Weltkrieg vermieden. 1941 konnten noch ca. 2400 kcal/Tag/Person durch das Kartensystem vermittelt werden, 1943 noch 2200 kcal und bis Mai 1945 ca. 2000 kcal. Die Durchführung unterlag der *Reichsnährstandorganisation* und den Ernährungsämtern. Eine besondere Verfügung galt ab 18.10.1942 durch *Erlaß des Reichsministers* für Ernährung und Landwirtschaft *für Juden*. Dieser Erlaß legte fest, daß praktisch alle wesentlichen Eiweißlieferanten wie Fleisch, Fleischwaren, Eier,

Getreide, Milch von Juden nicht mehr bezogen werden durften, Kinder und Jugendliche im Wachstum nur die Ration der Normalverbraucher erhielten und kranke Juden keine Krankenzulagen erhielten. Dies bedeutete in weiten Teilen de facto den Hungertod noch in Deutschland lebender Juden soweit sie nicht in den Konzentrationslagern vergast oder frühzeitig geflohen waren.

Nach dem verlorenen Krieg im Mai 1945 setzten extreme Hungerzustände ein, weil die Ernährungsorganisation von den Besatzungsmächten übernommen wurde. Unabhängig von den politischen Zielsetzungen spielte hierbei insbesondere auch der Mangel an Ernährung bei den Besatzungskräften selber, z. B. bei den Franzosen eine große Rolle. Bei den Rationalisierungsmaßnahmen gab es sogenannte „Zuteilungsperioden" von Nahrungsmitteln mit Lebensmittelkarten die ca. einen Monat umfaßten.

Die kritische Ernährungssituation nach Kriegsende vom Mai 1945–1947 am Beispiel der Stadt Stuttgart

Wir können hier nur zu Einzelproblemen auszugsweise Stellung nehmen. Die Situation der Stadt Stuttgart ist sicher übertragbar auf viele Städte während des Hungers im Zweiten Weltkrieg um 1946. Zu versorgen waren insges. 420 000 Einwohner, davon 306 980 Erwachsene, 48 666 10–18jährige, 25 481 Kinder zwischen 6–10 Jahren, 18 768 Kinder zwischen 3–6 Jahren, 10 047 Kinder zwischen 1–3 Jahren und 5019 Säuglinge.

An die Transportprobleme bei durch Luftangriffe zerstörten Straßen, bei rückwandernden Truppen, durchziehenden Besatzungsmächten, Ausfall oder Behinderung der Stromversorgung usw. braucht wohl kaum eigens hingewiesen zu werden.

Ein Beispiel für den Nahrungsbedarf der Stadt Stuttgart *täglich* 1945 waren:

```
   971 dz  Mehl (ca. 130 Brot/Tag)
   115 dz  Fleisch
    57 dz  Fett
28 000 l   Vollmilch
80 000 l   Magermilch
 1 020 dz  Kartoffeln usw.
```

Bereits mit zunehmender Hungerperiode erkannte man, daß die *Kartoffel* als Lieferant von Kartoffeleiweiß, das neben dem Eiweiß den höchsten biologischen Eiweißwert von 100% besitzt, von größter Bedeutung der

Menschen war. Aber die größten Schwierigkeiten lagen in den Transporten von Kartoffeln. In einigen Gemeinden Baden-Württembergs gab es sog. „Ausfuhrsperren", weil sich die Gemeinden nicht die Kartoffeln in die Großstädte abtransportieren lassen wollten. Es kam zu Hamsterungen bei Landwirten. Mit der sogenannten „75-Kilogramm Aktion" wurden die Landwirte gezwungen, je Hof 75 kg Kartoffeln an die Städter zu liefern um ihr Überleben zu ermöglichen. In der Tat zeigt die gesamte Nahrungsentwicklung in extremen Hungerzeiten, daß der *Kartoffel neben den Hülsenfrüchten* und dem Getreide eine zentrale Bedeutung zukommt. Das Überstehen eines Krieges für Deutschland ohne Kartoffel wäre undenkbar gewesen. Sämtliche Ackerbaukulturen wissen seit Jahrtausenden, daß auch eine Kombination von Getreide mit Hülsenfrüchten eine ausreichende Ernährung und die Zufuhr aller Aminosäuren ermöglicht.

Bei der städtischen Vorratshaltung ergaben sich große Schwankungen in der Anlieferung aller möglichen Nahrungsmittel. Manchmal wurden nur 49 % des täglich benötigten Fleisches geliefert.

Fett. Obwohl es extrem geringe Fettmengen mit einer Zuteilung pro Tag um 17 g für den Erwachsenen gab, konnte hier das Problem durch die Sammlung von Bucheckern und von Sonnenblumenkernen (beides ideale Fettträger) in Einzelfällen gelöst werden. Diese Methode dürfte auch bei kommenden Krisenzeiten wichtig sein.

Käse und Milch. Hier war die Situation besser, weil die Transportschwierigkeiten weniger anfielen, denn größere Mengen an Milch und Käse lassen sich in geeigneten Transportwagen in einem Zuge besser transportieren als 971 dz Mehl oder über 2000 dz Kartoffeln, ganz abgesehen von den Lagerhaltungsproblemen und den Vorsichtsmaßnahmen, daß die Frucht erhalten bleibt.

Eier. Auch hier gab es starke Engpässe. Jeder Bauer war gezwungen, pro Huhn 70 Eier im Jahr an die Bevölkerung abzuführen. Jeder zivile Huhnhalter mußte 20 Eier im Jahr für die Allgemeinheit zur Verfügung stellen. Trotzdem zeigt die Generalübersicht für die 90. Zuteilungsperiode vom 24. 7.–21. 7. 1946 für Deutschland, als Beispiel herausgegriffen, eine verheerende Situation. Pro Tag wurden damals pro Person nur noch 1330 kcal zugeteilt, soweit es den Erwachsenen betraf.

Wenn man bedenkt, daß der Ruhegrundumsatz, also ohne jegliche Arbeit bei ca. 1500 kcal pro Tag beim Menschen liegt, so bedeutet die Zufuhr von 1330 kcal auch unter heutigen Bedingungen eine reine „Abmagerungsdiät". Da man aber unterstellen muß, daß besonders in den Kriegsjahren, wo es keine Automobile gab, die Erwachsenen unter anderen Arbeitsbedingungen lebten, bahnte sich hierdurch eine schwere Unterernährung an. An Fett wurden täglich nur noch 18 g pro Person (heute um 140 g) zugeteilt, überhaupt keine Vollmilch, aber noch 143 g Magermilch und 9 g Zucker. Die Lebensmittelrationierung 1946 zeigt, daß die Schwerpunkte in der Versorgung auf *Getreide, Hülsenfrüchte* und *Speisekartoffeln* fielen. 1947 wurden in der 99. Zuteilungsperiode sogar Werte bis 780 kcal/Person/Tag erreicht. Dies bedeuteten 25 g Eiweiß (der Mindestbedarf des Menschen liegt bei 30 g) und noch 10 g Fett bei einer Kohlenhydratzufuhr von 139 g am Tag (der niedrigste Einstellungsbereich in Bezug auf Kohlenhydrate beim Zuckerkranken beginnt bei 180 g).

Ernährungstrend in extremer Hungerzeit. Aus den kurzen Ausführungen zeigt sich, daß in den extremsten Hungerzeiten am Ende nur noch die Versorgung mit Kartoffeln, Hülsenfrüchten, Getreide und unter den Fettträgern mit Bucheckern, Sonnenblumenkernen usw. half. Am Ende steht oft die zusätzliche Selbsthilfe allein im Vordergrund des Überlebens. Eine besondere Verschärfung erfuhr die Ernährung z. B. für Baden-Württemberg 1947 durch die Vereinigung der US-Zone mit der Britischen Zone des Rheinlandes. Dort waren die großen Menschenmassen im bevölkerungsreichsten Gebiet, im Ruhrgebiet, die zu ernähren waren. Dadurch verschlechterte sich die Ernährung schlagartig auf Kosten der südlicheren Länder sodaß in einigen Monaten täglich nur noch 780–920 kcal pro Person erreicht wurden. Hinzu kam schwerste Qualitätsminderung der einzelnen Nahrungsmittel z. B. bei Brot, welches z. T. mit Sägemehl versetzt war, bei Fleisch und Milchprodukten, weniger bei Fisch. 1948 war die Gesamternährung in Deutschland wieder bei 1800 kcal. Ohne die Importe aus den Vereinigten Staaten von Amerika, deren Truppen in der Regel aus Importen aus ihrem eigenen Lande lebten im Gegensatz zu den Franzosen und anderen, die auf deutsche Ernährung zurückgriffen, wäre Deutschland damals verhungert. Das Verhungern wurde insbesondere durch die Importe von *Mehl* aus Amerika verhindert, was wiederum auf die große Bedeutung von Kohlenhydratträgern wie Getreideprodukte und Kartoffeln im Extremfall hinweist. In dieser Zeit war in Deutschland eine Situation geschaffen, in der selbst arbeitswillige Menschen kaum mehr im Stande waren, Maßgebliches zu leisten, denn hungernde und verhungernde Menschen können keine körperliche Leistung mehr vollbringen, die Hungerlethargie setzte ein. Wäre der Morgentau-Plan zum Zuge gekommen, wäre dies auf ein Verhungern der deutschen Nation hinausgelaufen.

Bedarf an essentiellen Aminosäuren. Mit der Nahrung müssen neun, der in den Körperproteinen enthaltenen Aminosäuren zugeführt werden. Der Methioninbedarf kann zum Teil durch Cystin und der von Phenylalanin zum Teil durch Tyrosin gedeckt werden. Möglicherweise ist Histidin nicht nur für den Säugling, sondern auch für den Erwachsenen essentiell. Für den Erwachsenen ist der Bedarf an essentiellen Aminosäuren gedeckt, wenn diese etwa 20% zum Stickstoffbedarf beitragen. Dabei sollen die Aminosäuren in Form einer ausgewogenen Ernährung angeboten werden, d.h. es sollten möglichst alle Aminosäurenträger (tierische und pflanzliche) angeboten werden. Unter einer 100% Proteinbewertung wird z.B. die Kombination Ei-Milchprotein verstanden. Ein Mann mit 70 kg Körpergewicht würde bei Aufnahme eines Nahrungsmittels welches eine 100% biologische Eiweißwertigkeit besitzt mit einer Zufuhr von 39,9 g am Tag seinen Proteinbedarf decken. (FHO/WHO) Unsere heutigen Empfehlungen in den Wohlstandsländern gehen aus Sicherheitsgründen fast von einer doppelten Zufuhr aus. Dies wäre aber in Krisenzeiten nicht möglich.

Unter Extrembedingungen des Eiweißhungers vermeidet der Organismus jede unnötige Eiweißsynthese. Dann rangiert die Deckung des Kalorienbedarfs vor der Deckung der Eiweißsynthese. Bei ungenügender Kalorienzufuhr (Hunger) würde es also zur Verbrennung des Stickstoffs kommen. Stets ergibt die Mischung von verschiedenen Eiweißträgern in einer gemischten Kost eine höhere Wertigkeit für das Protein als jeder einzelne Proteinträger sie erbringen könnte. Als Faustregel kann man sagen, daß der tägliche Minimalbedarf an *Eiweiß* zwischen 0,4–0,6 g/kg KG liegt. Unsere heutigen Empfehlungen von 0,9 g Eiweiß/kg KG bedeutet einen 50% Sicherheitszuschlag für die Zufuhr. Von großer Bedeutung für die Krisenernährung ist schließlich noch, daß bei bestimmten Kostmischungen biologische Eiweißwertigkeit erhöht werden kann. So wird bei einer Mischung von 36% Eiprotein und 64% Kartoffelprotein die biologische Eiweißwertigkeit um plus 36% erhöht (das bedeutet für einen 70 kg schweren Erwachsenen 26 g Eiweiß täglich).

Bei einer Zufuhr von 75% Milchprotein und 25% Weizenprotein wird die biologische Eiweißwertigkeit um 9% erhöht. Tabelle 2 zeigt eine Über-

Tabelle 2. Biologische Eiweißwertigkeit einiger Nahrungsmittel (nach Kofranyi, 1975)

	%	Bedarf[a]		%	Bedarf
Vollei	100	35 g	Reis	81	44 g
Kartoffel	100	35 g	Roggen	76	46 g
Rindfleisch	92	39 g	Bohnen	72	49 g
Kuhmilch	88	40 g	Mais	72	49 g
Käse	85	42 g	Weizen	63	63 g
Sojamehl	84	42 g	Gelatine	0	—
Algen	81	44 g	usw.		

[a] Gemeint ist der Bedarf an reinem Kartoffel*eiweiß* (nicht an Kartoffeln) usw.

Tabelle 3. Einige pflanzliche Eiweißträger teils mit hohem Fettgehalt

Gemüse (Eiweiß)	g/100 g	Obst (Eiweiß)	g/100 g
Sojamehl	37,30	Zucchini	1,20
(Fett 20,6 g)		Paprika	1,17
Linsen	23,50	Rettich, Radieschen	1,05
Erbsen gelb	22,90	Aprikosen tr.	5,00
Hülsenfrüchte D.	22,56	Feige tr.	3,54
(Fett 1,5 g)		Pflaume tr.	2,30
Bohne weiß	21,30	Rosinen	2,25
Erbse grün	6,55	Feige frisch	1,30
Knoblauch	6,05	Himbeeren	1,30
Rosenkohl	4,45	Johannisb. schw.	1,28
Petersilie	4,43	Brombeeren	1,20
Grünkohl	4,30	Johannisb. r.	1,13
Schnittlauch	3,48	Bananen	1,15
Broccoli	3,30	Orangen	1,00
Wirsing	2,95	Kirschen	0,90
Meerrettich	2,80	Stachelbeeren	0,80
Eßkastanien	2,92	Reineclauden	0,79
Champignon	2,74	Aprikosen	0,90
Spinat	2,52	Pfirsiche	0,76
Blumenkohl	2,46	Weintrauben	0,68
Fenchel	2,43	Pflaumen	0,60
Artischocken	2,40	Birne	0,47
Lauch	2,24	Ananas	0,46
Mangold	2,13	Apfel	0,34
Kartoffel	2,05	Weizenkleie	16,00
Spargel	1,90	(Fett 4,7 g)	
Feldsalat	1,84	Weizenkeime	26,00
Kohlrabi	1,94	(Fett 9,2 g)	
Endivie	1,75	Mandel süß	18,00
Kresse	1,60	(Fett 54,1 g)	
Sellerie	1,55	Walnuß	14,40
Jullienne-Gemüse	1,58	(Fett 62,5 g)	
Rote Rüben	1,53	Haselnuß	14,00
Sauerkraut	1,52	(Fett 61,6 g)	
Rotkohl	1.50	Kokosnuß	3,92
Schwarzwurzel	1,39	(Fett 36,5 g)	
Aubergine	1,24	Bucheckern (trocken)	18,00
Zwiebel	1,25	(Fett 31,8 g)	
Chicoree	1,30	Sonnenblumenkerne	15,20
Kopfsalat	1,25	(Fett 28,8 g)	

sicht über die Rangfolge in der biologischen Eiweißwertigkeit bei verschiedenen Nahrungsmitteln. Unter Zugrundelegung dieser Tabelle kann man auch genau ermitteln, welche Menge an bestimmten Nahrungsmitteln zugeführt werden muß. Weiterhin fügen wir Tabelle 3 bei, welche eine Übersicht über den Eiweißgehalt in verschiedenen Nahrungsmitteln wiedergibt.

Vorschläge für eine Krisenernährung, die sich vorwiegend auf heimischen Vegetabilien aufbaut

Wir haben als Beitrag für eine Krisenernährung eine Kost (Pläne für vier Wochen) welche die verschiedensten Vegetabilien enthält (ohne Zusatz von Sojaprodukten) mit einer Zufuhr von 2400 kcal/Tag/Person zusammengestellt, die in Tabelle 4 wiedergegeben ist. Dabei haben wir jeweils für weitere 4 Wochen Speisepläne berechnet, welche nicht nur eine strenge vegetabile Ernährung beinhalten (unter der Annahme, daß in der Krisensituation weder Fleisch noch Fisch, Ei- oder Milcheiweiß, noch Sojaeiweiß zur Verfügung steht) auch Kostformen berechnet, bei denen zusätzlich Milchprodukte Verwendung fanden (laktovegetabile Kost), sowie eine vegetabile Kost mit Sojaprodukten. Der einzige Krisenpunkt liegt in der Versorgung mit Methionin, der jedoch dadurch behoben wird, daß dieses durch die Zufuhr von Cystin abgedeckt wird. Bei diesen Speiseplänen ist noch nicht einmal eine Verbesserung der Eiweißzufuhr rechnerisch berücksichtigt, die durch verschiedene Nahrungskombinationen sich im Sinne einer Erhöhung der biologischen Eiweißwertigkeit ergeben könnten. Selbstverständlich könnten diese Kostformen, die einen Grundstock für die Krisenernährung bilden sollen, auch noch durch Zufuhr von hochwertigen Eiweißträgern (wenn sie jeweils zur Verfügung stehen) verbessert werden. Uns ging es in ersten Linie darum aufzuzeigen, daß man sich vollwertig selbst mit einer extrem strengen vegetabilen Ernährung ernähren kann, unter Zufuhr aller „essentieller" Nahrungsstoffe, wie dies aus Tabelle 4 hervorgeht. Die von uns berechneten Tagesmenükarten für eine streng vegetabile Krisenkost gelten selbstverständlich nur für Menschen im mittleren Alter (Leichtarbeiter) und berücksichtigen nicht geänderte Kostanforderungen etwa in der Schwangerschaft, bei Kindern und Jugendlichen oder älteren Menschen. Im Zweiten Weltkrieg wurden für solche Bedarfsgruppen Zusatzlebensmittelkarten ausgegeben. Tabelle 4 gibt einen genauen Überblick über die einzelnen zugeführten Nährwertträger und „essentiellen" Elemente. Dabei dürfte die Zufuhr von 54 g Eiweiß und 73 g Fett bei 364 g Kohlenhydrate am Tag, berechnet auf 2400 kcal, als optimal bezeichnet werden. Die Zufuhr an Polyenfettsäuren ist mit 25 g am Tag bei einem Bedarf von 10 g enorm hoch

Tabelle 4. Übersicht über die Zufuhr essentieller Inhaltsstoffe bei einer 4wöchigen Ernährung die ausschließlich auf Kohlenhydratträgern aufgebaut ist (ohne Zusatz von Sojaprodukten oder Milchprodukten)

	Eiweiß g	Fett g	KH g	kcal	kJ g	Pol. FS g	Chol. g	Na g	Cl g	K g	Mg mg
Vegetabile Kost ⌀ von 4 Wochen	54	73	364	2400	10000	25	–	1,1	1,7	5,9	540
Empfehlung d. DGE Werte Tag/Pers.	0,9 g/KG	77	350	2400	10000	10	300	2–3	3–5	2–3	240

	Ca[b] mg	P mg	Fe mg	Mn mg	Co µg	Cu mg	Zn mg	F mg	J mg
Vegetabile Kost ⌀ von 4 Wochen	660	1428	23	12	230	4	11	0,30	0,11
Empfehlung d. DGE Werte Tag/Pers.	750	750	15	2–3[a]	5–10[a]	2–4	8–10[a]	1	0,15

Vitamine:

	A mg	β-Carotin mg	Niacin mg	B1 mg	B2 mg	B6 mg	B12 µg	D IE	C mg
Vegetabile Kost ⌀ von 4 Wochen	0,19	15	24	1,9	1,4	3	–	99	430
Empfehlung d. DGE Werte Tag/Pers.	0,9[a]	5,4	12	1,5	1,9	1,7	5	100	75

[a] Wiss. Tabelle Geigy 1977 ohne Zusatz von Sojaprodukten
[b] Empfehlung WHO 400–500 mg Ca/Tag

und bestätigt wieder einmal, daß bei einer streng vegetabilen gemischten Kost bereits durch die Zufuhr der verschiedenartigsten Nahrungsmittel der Bedarf gedeckt wird. Die Cholesterinzufuhr ist Null und da die Kohlenhydratträger in erster Linie die wasserlöslichen essentiellen Mineralien, Spurenelemente und Vitamine liefern, ist die Abdeckung auf diesem Gebiet besonders optimal, etwa mit 5,9 g Kalium oder 540 mg am Magnesium pro Tag. Da die Empfehlung der deutschen Gesellschaft für Ernährung nach Möglichkeit sehr optimale Were ansteuert, haben wir z. T. auch die internationalen Tabellarien zugrunde gelegt, weil es hier ja in erster Linie um die Bewertung in kritischen Bereichen geht. Bei der Krisenernährung kann man nicht von Optimierungswerten ausgehen, die aus Sicherheitsgründen zum Teil die doppelte als die Minimalzufuhr vorschlagen, sondern muß wirklich die kritischen Grenzen aufzeigen, da es in Krisenernährungssituationen darum geht, daß etwas mehr als das unbedingte Minimum zugeführt wird.

Praktische Hinweise um durch verschiedene Nahrungskombinationen ca. ein Viertel des optimalen Bedarfs an „essentiellen" Aminosäuren abzudecken

Hierbei zeigt sich welchen großen ernährungsphysiologischen Wert Brot, Kartoffel, Hülsenfrüchte usw. haben. Die von uns empfohlenen Nahrungskombinationen berücksichtigen dabei auch die Zufuhr von Milchprodukten, die nach den Erfahrungen im Zweiten Weltkrieg in sehr geringen Mengen trotzdem immer noch zur Verfügung standen. Tabelle 5 zeigt diverse Kombinationen beim Verzehr reiner Vegetabilien. So liefern etwa 200 g Kartoffel und 80 g Linsen ein Viertel des optimalen täglichen Aminosäurebedarfs. Das kann man auch durch einen Schrotbrei mit 20 g Weizenkorn, Roggenkorn, Weizenkeime und Weizenkleie erreichen. In Tabelle 6 finden sich dann noch einige Empfehlungen, indem Getreideprodukte mit Käse kombiniert wird. Tabelle 7 gibt einen Überblick über den notwendigen Nahrungseinsatz bei laktovegetabiler, vegetabiler und Mischkost, um eine Zufuhr von 2400–2500 kcal täglich zu erreichen. Diese Tabelle zeigt, daß sowohl bei vegetabiler als auch bei laktovegetabiler Kost ein Anteil von täglich 250 g an Brot, 50–80 g an Getreideprodukten und 300 g an Kartoffeln sowie 20–50 % an Hülsenfrüchten und 500 g an Gemüse die tragenden Elemente für die Ernährung sind, die auch in schwierigen Situationen bei Vorhandensein von Gärten und Landflächen sowie den nötigen landwirtschaftlichen Anbaukenntnissen von einzelnen Leuten selber gewonnen werden können.

Tabelle 5. Ein Viertel des optimalen Bedarfes an essentiellen Aminosäuren werden gedeckt durch:

		Ileu g	Ieu g	Val g	Met g	Phe g	Thre g	Try g	Lys g	Eiw. geh. g
Kartoffeln	200 g									
Linsen	80 g	1,16	1,56	1,24	0,20	1,01	0,81	0,22	1,44	23
Kartoffeln	250 g									
Erbsen grün	250 g	0,90	1,29	0,99	0,21	1,30	0,83	0,21	1,20	22
Kartoffeln	250 g									
Blumenkohl	300 g									
Kopfsalat	100 g	0,60	0,89	0,77	0,23	0,55	0,57	0,19	0,79	14
Kartoffeln	250 g									
Rote Beete	200 g									
Wirsing	300 g	0,61	0,97	0,78	0,19	0,67	0,57	0,19	0,73	17
Schrotbrei										
Weizenkleie	20 g									
Weizenkeime	20 g									
Roggenkorn	20 g									
Weizenkorn	20 g	0,67	1,04	0,56	0,24	0,60	0,62	0,21	0,69	13
Haferbrei										
Haferflocken	30 g									
Vollmilch	300 ccm	0,88	1,47	1,00	1,14	0,80	0,64	0,26	0,98	14
Müsli										
Haferflocken	50 g									
Joghurt	50 g									
Apfel	100 g	0,47	0,63	0,45	0,19	0,49	0,28	0,12	0,41	9
Käsenudeln										
Teigwaren	100 g									
Reibkäse (40% F)	20 g	0,82	1,46	0,81	0,26	0,88	0,74	0,17	0,98	19
Spinat	250 g									
Ei (1 St.)	50 g									
Kartoffeln	250 g	0,97	1,33	1,50	0,52	0,93	0,69	0,27	1,04	17
Rosenkohl	200 g									
Kartoffelbrei										
Kartoffeln	250 g									
Vollmilch	100 cm	0,84	1,11	0,98	0,24	0,74	0,55	0,24	1,06	17
Veg. Hacksteak										
Haferflocken	50 g									
Sojamehl	20 g									
Ei (½ St.)	25 g	0,85	1,46	1,08	0,38	0,95	0,57	0,26	0,92	18

Tabelle 6. Ein Viertel des optimalen Bedarfs an essentiellen Aminosäuren werden gedeckt durch:

	Ileu g	Leu g	Val g	Met g	Phe g	Thre g	Try g	Lys g	Eiw. geh. g
Käsebrot Schrotbrot 50 g Schnittkäse 30 g (40% Fett)	0,67	1,07	0,76	0,32	0,64	0,47	0,18	0,76	12
Käsebrot Schrotbrot 50 g Camembert 30 g (30% Fett)	0,58	0,96	0,69	0,28	0,60	0,35	0,16	0,69	11
Schnittkäse 40 g (40% Fett)	0,66	1,10	0,75	0,34	0,57	0,53	0,18	0,86	10
Camembert 45 g (30% Fett)	0,60	1,01	0,73	0,31	0,59	0,38	0,17	0,86	11

Tabelle 7. Beispiel eines durchschnittlichen Nahrungsmitteleinsatzes pro Tag und Person bei diversen Kostformen à 2400–2500 kcal

Nahrungsmittel	Laktovegetabile Kost	Vegetabile Kost	Mischkost
Milch	300 g	–	300 g
Käse	30 g	–	20 g
Magerquark	50 g	–	50 g
Ei	20 g	–	15 g
Fleisch, Fisch	–	–	80 g
Kochfett	15 g	20 g	15 g
Streichfett	25 g	30 g	25 g
Brot	250 g	250 g	250 g
Getreideprodukte	50 g	80 g	40 g
Kartoffeln	300 g	300 g	250 g
Hülsenfrüchte	20 g	50 g	–
Obst	300 g	300 g	400 g
Gemüse	500 g	500 g	400 g
Zucker	50 g	40 g	55 g
Haselnüsse	20 g	30 g	–

Auf Probleme der Krisenernährung bei *atomarer Verseuchung* konnten wir aus Platzgründen in diesem Beitrag nicht eingehen. Neben der Lagerung festverpackter Nahrungsmittel (Tab. 1) muß vor allem auf die Lagerung von strahlengeschütztem Trinkwasser geachtet werden.

Hilfsmaßnahmen für die Fettzufuhr

Da die beiden Weltkriege in unserem Jahrhundert immer auch mit einem extremen Fettmangel einhergegangen sind, möchten wir noch an Tabelle 3 erinnern, aus der hervorgeht, mit welchen Nahrungsmitteln, besonders mit Nüssen, Bucheckern und Sonnenblumenkernen man einen wertvollen Beitrag zu diesem Problem liefern kann. Es ist dokumentiert, daß während der Extremhungerzeit im Zweiten Weltkrieg in einigen Orten durch das systematische Sammeln von Bucheckern ein ganz maßgeblicher Beitrag für die Fettzufuhr geleistet werden konnte.

Literatur

1. Bansi HW (1949) Das Hungerödem, Thieme, Stuttgart
2. Beeck Hid (1949) Psychische und charakterliche Veränderungen bei Hungerzuständen in Gefangenschaft 1945/46 und Heimat 1947/48, Hippokrates 20, 44
3. Widdowson EM (1978) The composition of foods, Biomedical Press, London
4. Cremer HD (1978) Die große Nährwerttabelle. Graefe und Unzer, München
5. Department of Health and Social Security. (1973) Recommended intakes of nutrients for the United Kingdom. Her Majesty's Stationery Office, London
6. Deutsche Gesellschaft für Ernährung (1975) Empfehlungen für die Nährstoffzufuhr, Umschau, Frankfurt a. M.
7. Deutsche Gesellschaft für Ernährung (1969) Ernährungsbericht. Umschau, Frankfurt a. M.
8. Deutsche Gesellschaft für Ernährung (1976) Ernährungsbericht Umschau, Frankfurt a. M.
9. Diätassistentinnen und Ernährungsberaterinnen (1975) Im Schatten des Hungers. Ernährungsumschau 22 (Heft 5)
10. Probleme der Welternährung (1976) Ernährungsumschau 23 (Heft 1)
11. Fleisch A (1947) Ernährungsprobleme in Mangelzeiten, Huber, Basel
12. Fischer O (1970) Hunger und Seuchen. In: Fischer O (Hrsg) Das Welthungerproblem, Nicolaische Vlgs. Buchhdlg, Herford
13. Fischer O (1970) Mangelkrankheiten, In: Fischer O (Hrsg) Das Welthungerproblem, Nicolaische Vlgs. Buchhdlg, Herford
14. Fa. Geigy (1977) Wissenschaftliche Tabellen Geigy, Empfohlene tägliche Zufuhr von Energie und Nährstoffen, Food and Nutrition Board, USA. Verlag Ciba-Geigy, Basel
15. Glatzel H (1973) Verhaltensphysiologie der Ernährung. Urban & Schwarzenberg, München Berlin Wien
16. Guide Pratique de Diètetique (1974) Baillere, Ed., Paris
17. Harmsen H (1948) Die Problematik der Kalorienrechnung. Rhein-Neckar-Zeitung Nr 40, 8. 4. 1948
18. Holtmeier HJ (1972) Handbuch der Ernährungslehre, Bd. II. Thieme, Stuttgart
    Holtmeier HJ (1977) Ernährungslehre für Krankenpflegeberufe. Thieme, Stuttgart

19. Hottinger A u.a. (1948) Hungerkrankheit, Hungerödem, Hungertuberkulose. Schwabe & Co., Basel
20. Schlettwein-Gsell D (1973) Spurenelemente in Lebensmitteln. Huber, Basel
21. Kestner O, Knipping HW (1926) Die Ernährung des Menschen, 2. Aufl., Springer, Berlin
22. Ketz H-A (1978) Grundriß der Ernährungslehre, Empfehlungen des Zentralinstitutes für Ernährung der Akademie der Wissenschaften der DDR, Potsdam-Rehbrücke. Fischer, Jena
23. Kofranyi E (1962) Ernährungslehre, 2. Aufl., Umschau, Frankfurt a. M.
24. Kofranyi E (1972) Die biologische Wertigkeit von Eiweiß- und Aminosäure-Gemischen, Melsunger Med Mitt 46, Braun, Melsungen (Sonderdruck)
25. Kommission für Ernährungsforschung der Deutschen Forschungsgemeinschaft (1972) Text zur Vorbereitung auf die nächste Sitzung, Gießen, 9.11.1972
26. Nutritional Data (1959) Heinz Cie, Pittsburgh
27. Oltersdorf U, Mettler PH (1979) Hunger lebenslänglich, Teil I und II. Bild der Wissenschaft (Sonderdruck für die Deutsche Welthungerhilfe) Deutsche Verlags-Anst., Stuttgart
28. Pelshenke P (1943) Brotherstellung und Brotqualität im Kriege. Die Entwicklung der Brotbeschaffenheit – Beiträge der Wissenschaft. Forschungsdienst 16. 3.1943, S 130–136
29. Randoin L (1974) Les rations alimentaires equilibrees. Institut Scientifique d'Hygiene Alimentaire. Lanore, Paris
30. Reichsarbeitsgemeinschaft für Volksernährung beim Reichsausschuß für Volksgesundheitsdienst (1941) Die Ernährung im Kriege, Heft 10. Thieme, Leipzig
31. Schall A (1925) Nahrungsmitteltabelle, Barth, Leipzig
32. Schall A (1967) Nahrungsmitteltabelle, 19. Aufl. Barth, Leipzig
33. Schenck EG (1970) Der Hunger und seine Folgen. In: Fischer O (Hrsg) Das Welthungerproblem. Nicolaische Vlgs. Buchhdlg, Herford, S 39
34. Schettler G (1971) Stoffwechselstörungen. Thieme, Stuttgart
35. Schlange-Schöningen H (1955) Im Schatten des Hungers. Parey, Hamburg Berlin
36. Schmitt M (1981) Die Bewältigung der Ernährungskrise während des Zweiten Weltkrieges. Univ. Hohenheim (Dipl. Arbeit)
37. Sperling H (1955) Die Ernährung in Physiologie und Volkswirtschaft. Dunker und Humbold, Berlin
38. Schröder F (1939) Die Spezialbrote – Beitrag zur Regelung des Verkehrs mit Spezialbroten, Vlg. Mehl u. Brot, Berlin
39. Schweigart HA (1962) Vitalstofflehre. Zauner, München
40. Souci SW, Bosch H (1967) Lebensmitteltabellen für die Nährwertberechnung. Wissensch. Verlagsges., Stuttgart
41. Souci SW, Fachmann W, Kraut H (1969) Die Zusammensetzung der Lebensmittel, Bd. I. II. Wissenschaftl. Verlagsges., Stuttgart
42. Statistisches Handbuch der Stadt Stuttgart 1900–1957, bearbeitet und herausgeben vom Statistischen Amt der Stadt Stuttgart
43. Statistische Blätter des Stat. Amtes der Stadt Stuttgart, Heft 2, April bis Juni 1946
44. Statistische Blätter des Stat. Amtes der Stadt Stuttgart, Heft 3, Juli bis Sept. 1946
45. Stat. Blätter des Stat. Amtes der Stadt Stuttgart, Heft 4, Okt. bis Dez. 1946
46. Statistische Blätter des Stat. Amtes der Stadt Stuttgart, Heft 5, Jan. bis Dez. 1947
47. Stat. Blätter des Stat. Amtes der Stadt Stuttgart, Heft 6, Jan. bis Dez. 1948
48. Vietzen H (1972) Chronik der Stadt Stuttgart 1945–1948, Klett, Stuttgart

49. Weber A (1980) Welternährungswirtschaft. In: Handbuch der Wirtschaftswissenschaft. Fischer, Stuttgart New York (Sonderdruck)
50. Witt M (1975) Die Konvention von Lomè – eine ernährungspolitische Verpflichtung der EG. Ernährungsumschau 22 (Heft 8)
51. Erlasse und Mitteilungen des Ministeriums für Landwirtschaft, Ernährung und Forsten, Berlin 1939–1945
52. Amtsblätter der Stadt Stuttgart von 1945–1948
53. Verwaltungsberichte des Ernährungsamtes Stuttgart von 1945–1947

21 Epidemien bei Katastrophen – Prävention und Seuchenbekämpfung

(J. Beckert)

Es gibt nur wenige Ereignisse in der menschlichen Geschichte, die von so weitreichender Bedeutung gewesen sein dürften wie das Auftreten einer Seuche. Somit ist es nicht verwunderlich, daß die Furcht vor Seuchen tief im Bewußtsein der Bevölkerung verankert ist, obwohl nur wenige eigene Erfahrungen mit dem Auftreten und dem Verlauf von Seuchen haben. Versucht man aus den zahlreichen Seuchen der Vergangenheit infolge Krieg, Hungersnöten und Naturkatastrophen für die Gegenwart Erkenntnisse zu gewinnen, so kommt man nicht umhin, zu befürchten, daß im Falle einer Katastrophe auch heute noch Seuchen mit all ihren verheerenden Folgen auftreten können. Für alle Zeiten gilt nämlich, daß mit dem epidemischen Auftreten von Infektionskrankheiten, also mit Seuchen, zu rechnen ist, wenn

1. Krankheitserreger vorhanden sind, die das Entstehen einer Epidemie ermöglichen und
2. Umweltverhältnisse herrschen, die die Übertragung der Krankheitserreger begünstigen.

Beides ist im Falle einer Katastrophe auch bei uns möglich; ist es aber auch wahrscheinlich?

„Seltene Krankheiten sind selten" heißt ein trivialer aber treffender Ausspruch in der Medizin, und dies könnte man auch auf das Entstehen von Epidemien im Verlaufe von Katastrophen beziehen, wobei das Seuchenspektrum wahrscheinlich von Land zu Land, sicher aber zwischen Ländern höherer und niederer Zivilisation unterschiedlich sein wird.

Ich meine damit folgendes:

Bei einer Katastrophe in Deutschland heute, die mehrere Wochen ungeordnete hygienische Verhältnisse mit sich bringt, würde eine Pocken-Epidemie äußerst unwahrscheinlich sein, aber mit Sicherheit entstünde bald eine durch Salmonellen bedingte Gastro-Enteritis-Epidemie. Oder auf die Dauer einer Katastrophe bezogen ist kurzfristig nicht mit einer epidemieartigen Verbreitung von Tuberkulose zu rechnen, aber Lebensmittelvergiftungen im großen Maßstab sind sehr rasch auch bei kürzeren Katastrophen zu erwarten. Ich glaube, die Frage nach der Wahrscheinlichkeit der Entstehung einer Epidemie, ist für die Prophylaxe ebenso wie für die Seuchenbekämpfung wesentlich.

Und eine weitere Differenzierung scheint mir erforderlich: Wenn eine Katastrophe ein Geschehen darstellt, das im plötzlichen Einbruch eine nachhaltige Zerstörung hervorruft, so sind diese Zerstörungen im Hinblick auf ihre hygienische Relevanz zu beurteilen. Bei Zerstörungen, die das Trink- und Abwassersystem weitgehend intakt lassen, ist die Chance, daß auch auf längere Sicht keine Epidemie entsteht, relativ groß.

Eine akute Seuchengefahr, die angenommen werden muß, wenn Grundwasser durch Fäkalien kontaminiert wird, kann weitgehend gebannt werden, wenn nach der Katastrophe noch eine Möglichkeit besteht, das kontaminierte Wasser abzukochen.

Für das Entstehen und die Art einer Epidemie bei Katastrophen ist somit folgendes maßgebend:

Die epidemiologische Situation

Sie wird vom Immunitätsstatus der Bevölkerung ebenso bestimmt wie von der Durchseuchung mit endemischen Infektionen und vom Vorhandensein von Keimausscheidern, also von Menschen und Tieren, die nicht oder nicht mehr manifest an einer Infektionskrankheit erkrankt sind, jedoch Krankheitserreger ausscheiden.

Der Ausfall, das Fehlen oder die Überlastung der hygienischen Infrastrukturen

Zu den Einrichtungen, die mit dem Begriff „Hygienische Infrastrukturen" zusammengefaßt werden, gehören die Trinkwasserversorgung, die Abwasser- und Abfallbeseitigung, sowie die Bereitstellung und Versorgung der Bevölkerung mit hygienisch einwandfreien Lebensmitteln.

Diese hygienischen Einrichtungen können:

a) ausfallen, infolge Zerstörung der Einrichtungen am üblichen Aufenthaltsort der Bevölkerung oder

b) fehlen, infolge Verlagerung der Bevölkerung in Gebiete, in denen derartige hygienische Einrichtungen nicht vorhanden sind oder

c) überlastet sein, infolge Bevölkerungszusammenballung, z.B. bei Überflutung von intakten Aufenthaltsbereichen mit Obdachlosen aus Katastrophengebieten.

Schließlich sind für die Entstehung von Epidemien Erreger-Übertragungen erforderlich, die in der Reihenfolge der Wahrscheinlichkeit

1. durch Kontakt direkt von Mensch zu Mensch (bzw. Tier) oder indirekt von Mensch über einen kontaminierten Gegenstand zu Mensch erfolgen.
2. durch Einverleibung von Erregern mit den Nahrungsmitteln oder mit dem Trinkwasser zustande kommen. Nahrungsmittel sind als Keimträger von zentraler Bedeutung, weil sie beim Fehlen von Konservierungsmöglichkeiten – wie dies im Katastrophenfall die Regel sein dürfte – günstigste Lebens- und Vermehrungsbedingungen für viele Erreger bieten.
3. durch Tröpfchenübertragungen direkt von Mensch zu Mensch entstehen, oder
4. durch Übertragung auf dem Luftwege erfolgen, wie dies besonders für Viren charakteristisch ist und eindrucksvoll für die Verbreitung von Pockeninfektionen gezeigt werden konnte. Ohne Bedeutung ist dieser Übertragungsweg jedoch bei infektiösen Darmerkrankungen, also bei den Erkrankungen, deren Entstehen im Falle einer Katastrophe am wahrscheinlichsten ist.

Unser Ziel muß jedoch die Verhütung von Epidemien sein. Hinsichtlich der Seuchenprophylaxe bei Katastrophen gibt es eine alte Regel, die lautet: „Chlorkalk und warme Decken". Nun ist dies sicher nach unseren heutigen Erkenntnissen nicht ausreichend, aber es sind damit die beiden Arten der Prophylaxe angesprochen, nämlich die Dispositions- und die Expositionsprophylaxe:

Chlorkalk ist ein Mittel der Expositionsprophylaxe weil sein Einsatz sich gegen die Übertragung von Krankheiten richtet.
Warme Decken sollen Unterkühlungen und Erkältungskrankheiten bei der Bevölkerung vermeiden helfen, um die Widerstandsfähigkeit gegen Infektionen zu erhalten. Es ist somit eine Maßnahme der Dispositionsprophylaxe.

Weitere typische Maßnahmen der Dispositionsprophylaxe sind Impfungen gegen Typhus, Malaria, Poliomyelitis und natürlich Tetanus, jedoch haben sie unabhängig von Katastrophen ihre Bedeutung und sind ein Sonderproblem. Die traditionelle Einteilung in Dispositions- und Expositionsprophylaxe soll deshalb nicht weiter verfolgt werden.

Von ausschlaggebender hygienischer Relevanz für die Verhütung von Epidemien bei Katastrophen sind alle Maßnahmen, die den Kontakt mit Krankheitserregern verhindern. Die Erreichung dieses für eine wirksame Prophylaxe maßgebende Ziel wird von einer Reihe von Umständen abhängen, zu denen die Bevölkerungsstruktur ebenso gehört wie die Jahreszeit und das Ausmaß der Katastrophe. So wird sich eine weitgehend anonyme städtische Bevölkerung hinsichtlich der zwischenmenschlichen Hilfe anders verhalten als eine Landbevölkerung, bei der sich alle untereinander kennen. Andererseits wird bei hoher Zivilisation nach Eintritt einer Katastrophe in absehbarer Zeit wieder ein geordnetes Verhalten der Bevölkerung zu erwarten sein im Gegensatz zu einer Bevölkerung mit niederer Zivilisation. Ausschlaggebend wird ferner das Ausmaß der Katastrophe für das Entstehen einer Epidemie sein; So wird es z. B. nach einem Erdbeben, das sich in der Regel örtlich begrenzt auswirkt, möglich sein, die Bevölkerung in die unzerstörte Umgebung zu evakuieren. Vorausgesetzt, daß die betroffene Bevölkerung bereit dazu ist. Beispiele der jüngsten Vergangenheit haben uns jedoch auch das Gegenteil gelehrt. Schließlich wird für das Entstehen einer Reihe von Epidemien die Jahreszeit nicht belanglos sein, weil die Vermehrung von Krankheitserregern auch von der Temperatur abhängig ist. Bei Frosttemperaturen bleibt zwar die Lebensfähigkeit der Krankheitserreger erhalten, jedoch verlieren sie ihre Vermehrungsfähigkeit, solange die Temperaturen niedrig bleiben.

Obwohl Infektionskrankheiten stets von Mikroorganismen verursacht werden, kann das Auftreten von Ungeziefer für das Entstehen einer Epidemie verantwortlich sein. Hierbei ist in erster Linie an Ratten zu denken, die auch in einem intakten Gemeinwesen in einer Anzahl vorhanden sind, die etwa der Einwohnerzahl entspricht. Ratten werden sich bei Katastrophen rasch vermehren können und in Bereiche einwandern, in denen sie auf bequeme Weise Nahrung finden. Gehäufter direkter und indirekter Kontakt der Ratten mit Menschen und die Verbreitung von Krankheitserregern insbesondere von Salmonellen und Leptospiren wird die Folge sein. In neuerer Zeit wird zunehmend vom Befall einzelner aber auch ganzer Bevölkerungsgruppen durch Kopf- und Kleiderläusen berichtet, so daß bei einer Katastrophe die Voraussetzungen z. B. für Fleckfieberepidemien gegeben sind. Manche unter uns werden sich noch an den verheerenden Verlauf solcher Epidemien im letzten Weltkrieg erinnern.

Wie wir feststellten, ist für die Entstehung einer Epidemie bei Katastrophen neben dem Immunitätsstatus und der epidemiologischen Situation der Bevölkerung der Zustand der hygienischen Infrastrukturen maßgebend. Um die Wahrscheinlichkeit der Entstehung einer Epidemie beurteilen zu können, benötigen wir eingehende Kenntnisse darüber, wie die hygienischen Infrastrukturen beschaffen sind, wie sie funktionieren und was geschieht, wenn Teile davon ausfallen. Es läßt sich regelrecht ein Fragenkatalog zur Beurteilung der hygienischen Situation aufstellen mit etwa folgendem Inhalt:

Epidemien bei Katastrophen – Prävention und Seuchenbekämpfung 161

Woher kommt das Trinkwasser, wie erfolgt die Verteilung?

Kommt das Wasser aus einer zentralen Anlage oder aus Einzelbrunnen? Dabei wird eine zentrale Versorgung aus einem Wasserreservoir bei Katastrophen sehr gefährdet sein, während Anlagen mit mehreren Wasserreservoiren und insbesondere Einzelbrunnen eine Notversorgung der Bevölkerung leichter ermöglichen.

Wird das Grundwasser bei zentraler Versorgung aus Tiefen entnommen, die vor Zerstörungen sicher sind, so wird im Falle einer Katastrophe die Trinkwasserqualität erhalten bleiben und die Versorgung der Bevölkerung lediglich vom intakten Wasserleitungsnetz abhängen.

Kritischer wird die Situation bei Oberflächenwasser, welches schon unter normalen Verhältnissen einer Aufbereitung bedarf. Die Versorgung der Bevölkerung mit Trinkwasser wird dann vom intakten Leitungsnetz und der Unversehrtheit der Aufbereitungsanlage ebenso abhängen wie von der zusätzlichen Belastung des Oberflächenwassers durch Verunreinigungen und Schadstoffe infolge der Katastrophe. Wird Oberflächenwasser, dessen Aufbereitungsanlage ausgefallen ist, zur Trinkwasserversorgung herangezogen, so ist eine Desinfektion des Wassers vor Verwendung unumgänglich, wenn die Übertragung von Krankheitserregern verhindert werden soll. In diesem Zusammenhang ist zu erwähnen, daß die eigentliche Gefahr nicht nur durch Trinken des verunreinigten Wassers entsteht, sondern vor allem durch Verwendung des Wassers bei der Lebensmittelzubereitung. So werden Enteritis-Salmonellen in der Regel erst durch eine Vermehrung im Lebensmittel zur Infektionsgefahr für den Verbraucher. Ist Herkunft und Verteilung des Trinkwassers geklärt wäre zu fragen:

Welche Möglichkeiten der Desinfektion des Trinkwassers bestehen an Ort und Stelle?

Werden im Falle einer Katastrophe noch funktionsfähige Einrichtungen zum Abkochen des Wassers vorhanden sein, oder muß zusätzlich oder ausschließlich eine chemische Desinfektion erfolgen. Die Bereithaltung chemischer Desinfektionsmittel an zugängigen Stellen wird im letzteren Falle entscheidend wichtig sein. Ein weiterer Fragenkomplex ist auf die Ernährung der Bevölkerung gerichtet und es wäre zu prüfen

In welcher Form stehen Lebensmittel zur Verfügung?

Sind für die Ernährung im Katastrophenfall Dauerkonserven vorhanden oder ist der Bedarf mit frisch zubereiteten Speisen zu decken? Im letzteren Falle wird der hygienische Zustand des Lebensmittels vor der Zubereitung für das Infektions- und Intoxikations-Risiko ebenso maßgebend sein wie die Zubereitungsart: So wird durch das verdorbene und dann abgekochte Lebensmittel zwar keine Infektionsgefahren mehr bestehen aber Intoxikationen sind weiterhin möglich. Unterschieden werden muß zwischen Lebensmitteln, in denen eine Erregervermehrung unwahrscheinlich ist, – wozu normalerweise das Brot gehört, aber auch Obst infolge seines Säuregehaltes – und Lebensmitteln, die eine Erregervermehrung begünstigen, weil sie hervorragende Nährböden für Mikroorganismen darstellen. Zu diesen Lebensmitteln gehört insbesondere die Milch und alle Fleischwaren. Seuchenhygienisch am wichtigsten ist jedoch die Frage:

Wie werden die Fäkalien beseitigt?

Zum Verständnis der Gefahren, die durch den Ausfall einer Kanalisation entstehen, ist zunächst an ihre Funktion zu erinnern: Das Kanalisationssystem besteht aus sich verzweigenden Strängen. Bei Rückstrom in einen Strang kann somit das Abwasser nicht über einen anderen Strang abfließen. Das Funktionieren der Kanalisation ist aber auch an eine intakte Wasserversorgung gebunden, die das erforderliche Spülwasser liefert.

Ein Rückstau von Abwasser in die Kellerräume kann deshalb durch Zerstörung eines Kanalteils ebenso entstehen, wie durch den Ausfall der Wasserversorgung. Das Eindringen von Abwasser in Aufenthaltsbereiche der Bevölkerung führt aber zu einer der größten Infektionsgefahren überhaupt.

Die weitverbreitete Einstellung gegenüber den Fäkalien, die mit den Worten zusammengefaßt werden kann: „Aus dem Auge, aus dem Sinn!" ist deshalb bei einer Katastrophe sofort aufzugeben.

Die Kanalisation darf erst dann in Anspruch genommen werden, wenn der ungehinderte Abfluß der Abwässer gesichert ist. Bis dahin sind Trockenklosetts zu verwenden, die sich einfach improvisieren lassen. Keinesfalls dürfen jedoch Fäkalien wahllos im unmittelbaren Aufenthaltsbereich der Bevölkerung abgelagert werden. Bei der Deponierung von Fäkalien ist ferner darauf zu achten, daß sie stets abgedeckt werden, um Ungeziefer den Zugang zu verwehren. Sie dürfen nicht in Oberflächengewässer gelangen, unabhängig davon, ob diese der Trinkwasserversorgung dienen oder nicht; allein die Verwendung als Löschwasser kann zu erheblichen Gesundheitsgefahren führen.

Nach dem Eintritt einer Katastrophe müssen alle Bemühungen darauf gerichtet werden, die zerstörten hygienischen Infrastrukturen wieder herzustellen bzw. Ersatzeinrichtungen zu schaffen. Die Maßnahmen müssen um so intensiver und schneller erfolgen, je größer die Wahrscheinlichkeit einer Epidemie ist.

Nach dem Ausbruch einer Epidemie gilt es dann, die bereits aufgeführten Maßnahmen der Prophylaxe ganz besonders konsequent und intensiv durchzuführen. Wenn es die Umstände zulassen, sollte die epidemiologische Diagnosestellung erfolgen, also die Feststellungen der Krankheit und des Krankheitserregers. Epidemien nach Katastrophen sind besonders schwer zu bekämpfen, da sich das ganze Leben weitgehend auf Improvisationen stützen muß. Das Schicksal von Tausenden von Menschen wird schließlich davon abhängen, ob es der Bevölkerung gelingt, die zerstörten Infrastrukturen improvisorisch wieder herzustellen und zu betreiben. Und nicht zuletzt wird das Überleben davon abhängen, ob die Bevölkerung über das Verhalten im Falle einer Katastrophe und beim Auftreten einer Epidemie unterrichtet wurde und ob sie gelernt hat, sich diszipliniert zu verhalten.

Was können wir tun, um für den Fall einer Katastrophe gerüstet zu sein?

Es sollen einige Vorsorgemaßnahmen angeführt werden, die sich mancherorts schon gut bewährt haben. Dazu gehören:

1. Die Bereitstellung von Decken und Kleidung als Schutz vor Kälte und Feuchtigkeit. Es ist nach wie vor eine wichtige Maßnahme zur Vermeidung von Epidemien.
2. Die Bereitstellung von Trinkwasser in Kanistern aus Kunststoff, in dem das Wasser bis zu fünf Jahren genießbar bleiben kann, wenn die Behälter einwandfrei gereinigt und desinfiziert waren, und wenn sie total, also ohne Luftreste gefüllt sind. Als absolutes Minimum gelten 5 l Wasser pro Kopf und Tag. Für längere Zeiten sind 10–15 l erforderlich.
3. Die Bereitstellung von Lebensmitteln, die als Dauerkonserven über Jahre haltbar sind, insbesondere Fleisch und Brot, aber auch Milch in Pulverform und nicht zu vergessen, Kochsalz in ausreichender Menge.
4. Die Bereitstellung von chemischen Wasserdesinfektionsmitteln wie Chloramin, Kaliumpermanganat und Jodtinktur für die Trinkwasserdesinfektion, sowie Mittel zur Geruchsbindung bei Fäkalien z. B. gebrannter Kalk, der mit Wasser Kalkmilch ergibt. Auch Chlorkalk ist geeignet. Eine vollständige Desinfektion von Fäkalien ist jedoch wegen der Chlorzehrung, infolge der großen Mengen organischer Substanzen nicht zu erwarten.
5. Die Bereitstellung von Desinfektionsmitteln, z. B. 80%igen Äthyl- und 60%igen Isopropylalkohol bzw. Jodofore oder Jodtinktur für die Hände bzw. generell Hautdesinfektion. Evtl. ein Flächendesinfektionsmittel wie

z. B. Formalin oder solche auf Phenolbasis. Dabei ist zu beachten, daß im Notfall Händedesinfektionsmittel auch zur Flächendesinfektion verwendet werden können, nicht aber umgekehrt, da sonst Hautschäden auftreten. Ferner ist es für jeden Mediziner sinnvoll, etwas Soda vorrätig zu haben, da im Notfall eine Sterilisation von Instrumenten meist nicht möglich ist, das Einlegen in kochendes Wasser mit einem Zusatz von 2% Soda zwar keine Sterilisation, jedoch eine ausreichende Desinfektion ergibt, sodaß die Instrumente für die Wundversorgung verwendet werden können. Die Bereitstellung derartiger Desinfektionsmittel ist sinnvoll, weil je nach Art der Katastrophe mehr oder weniger ausgedehnte Verwundungen auftreten werden und damit entsprechend verbreitet Wundinfektionen.

6. Die Bereitstellung von Plastiksäcken, um ein Trockenklosett improvisieren zu können, indem der Sack einen Eimer oder Topf auskleidet und der Rand des Sackes über den Behälter gestülpt wird. Geeignet sind für diese Zwecke auch die gebräuchlichen Einrichtungen aus dem Campingbereich. Für die Bemessung von Säcken und Kübeln ist ein Volumen von 5 Liter pro Kopf und Tag vorzusehen unter Berücksichtigung des toten Raumes.

Alle Vorsorgemaßnahmen werden jedoch vertan sein, wenn die Bevölkerung über das Verhalten im Katastrophenfall nicht aufgeklärt wurde. Unterweisungen über den Umgang mit Lebensmitteln und Trinkwasser, sowie über die Beseitigung von Fäkalien stehen an erster Stelle. Aber auch über persönliche Hygiene und Sauberkeit und über den Umgang mit Wunden ist die Bevölkerung zu unterrichten. Jeder sollte die Grundregeln der Asepsis beherrschen.

Daß man das Verhalten bei Katastrophen regelrecht einüben kann, zeigt das Beispiel der Stadt Basel. Dort wird das richtige Verhalten bei einer Erdbebenkatastrophe, die man mit einer gewissen Wahrscheinlichkeit erwartet, mit der gesamten Bevölkerung eingeübt. Solche Einübungen für den Katastrophenfall sind unpopulär und Diskussionen darüber oft von falschem Zungenschlag begleitet; aber der Nutzen im Ernstfall ist unbestreitbar.

22 Katastrophen durch Industrie- und Umweltgifte

(D. Henschler)

Katastrophen durch Einwirkung chemischer Stoffe mit Krankheits- und Todesfolge ereigneten sich, solange die Menschheit besteht. Versteht man darunter das unerwartete, schwer beherrschbare Auftreten von Vergiftungen akuter und chronischer Art, mit schweren Folgen, so sind darunter auch die Vergiftungen durch Schwefelgase, hier besonders Kohlenmonoxid, in der Frühzeit der Menschheitsgeschichte zu verzeichnen, als die ersten Versuche der Behausung zur Einrichtung von Höhlenwohnungen mit Feuerstellen unter schlechten Abzugsbedingungen führten. Massenvergiftungen durch toxische Gase hat es mit Gewißheit auch bei Vulkanausbrüchen gegeben. Zahllose Gruppen- und Massenvergiftungen durch toxische Wirkprinzipien aus dem Mineral- und Pflanzenreich dürften unbewußt und unerkannt vorübergegangen sein. Herausragende, mehr oder weniger zutreffend berichtete Ereignisse stellen die zahlreichen Lebensmittelvergiftungen dar, allen voran der Ergotismus, durch Mutterkorn im Brotgetreide verursacht, der im Mittelalter – vermutlich auch schon viel früher – zur Entvölkerung ganzer Landstriche geführt hat. In geringem Umfang ereignen sich solche Katastrophen durch Gifte aus dem Naturreich auch noch heute. Daß das Problem grundsätzlich noch nicht voll beherrscht wird, weist die Massenvergiftung von Zuchtvieh durch Rückstände des Gelbschimmels – Aflatoxine – und nachfolgende Kontamination auch der menschlichen Nahrung in unseren Tagen aus.

Ein neues Feld der Vergiftungskatastrophen wurde mit der im 19. Jahrhundert einsetzenden Fertigung synthetischer Chemikalien eröffnet. Gebunden an die Bedingungen der jeweiligen Fertigungs- und Verarbeitungsverfahren sind es vor allem Unfälle gewesen, d. h. Versagen technischer Einrichtungen, die zu Katastrophen geführt haben. Dabei sind Transport und Lagerung schädlicher Stoffe häufiger betroffen als die Produktion selbst. Der Grund dürfte in unterschiedlicher Aufmerksamkeit und Überwachung liegen. Erwähnt seien nur die immer wieder vorkommenden Vergiftungen durch berstende Chlorbehälter auf Schiene und Straße. Das Phosgenunglück in Hamburg 1926, bei dem es in kurzer Zeit zu zahlreichen schweren, z. T. tödlichen Lungenödemerkrankungen in Hamburg kam, war auf eine ältere Vorratseinrichtung zurückzuführen [1]. Der schwere Unfall von Seveso 1976, bei dem im Zuge der Trichlorphenolherstellung ein Reaktionskessel undicht wurde und das stark wirksame TCDD (Tetrachlordibenzodioxin) in die Umgebung freisetzte, hat das Problem von Industrieunfällen wieder stark ins Bewußtsein einer breiteren Öffentlichkeit gerückt.

Zwei Einflußgrößen bestimmen Zahl und Umfang derartiger Ereignisse: einmal die Zahl der synthetisierten Stoffe und deren produzierte Menge, ein wenig auch die Zahl der Produktions- und Verarbeitungsstätten. Es sei daran erinnert, daß das Ingenium der Chemie die Zahl der bekannnten chemischen Verbindungen in 3½ Jahrzehnten von 1 Mio. auf 4 Mio. angehoben hat, mit noch immer exponentiell steigender Tendenz; parallel geht die Zahl der ausgebotenen und angewendeten Chemieprodukte. Der chemische Stoffwandel auf der Erdoberfläche verdoppelt sich jeweils im Abstand weniger Jahre, auch hier mit exponentiell steigender Tendenz. Zum anderen wird die Wahrscheinlichkeit des Auftretens von Vergiftungskatastrophen durch den ständig verbesserten Arbeits- und Unfallschutz geringer, insbesondere was das Ausmaß anbetrifft.

Eine neue Dimension der Vergiftungskatastrophen ist durch die Einführung chemischer Kampfstoffe erreicht worden. Mit dem Ziel der Vernichtung menschlichen Lebens und der Schädigung der Gesundheit gefertigt, haben sie zuvor ungeahnt wirksame toxische Prinzipien bekannt gemacht. Die Toxikologie hat dadurch enorme wissenschaftliche Anstöße erhalten, die vor allem auf die dringlich gewordenen Bemühungen zur Abwehr durch wirksame Vergiftungsbehandlung und Schutz vor Einwirkungen vermittelt worden sind [2]. Quasi im Gefolge der Kampfstoffentwicklung – gelegentlich auch in unmittelbarer Parallele – sind hochwirksame Pestizide geschaffen worden. Auch sie sind wiederholt Anlaß zu Gruppen- und Massenvergiftungen gewesen.

Industriegift/Umweltgift; Syntheseprodukt/Naturstoff

Grundsätzlich kann jeder synthetische Stoff über bestimmte Wege der Ausbreitung in die Umwelt gelangen und von dort aus zur schädlichen Exposition des Menschen führen. Auch hier hat es Vergiftungskatastrophen gegeben, meist durch Einschleusen der toxischen Stoffe in Nahrungsketten. Genannt seien die Minimata-Krankheit durch Quecksilber, mikrobiell zu fettlöslichem Methylquecksilber umgewandelt, in Japan [3], oder die Verfütterung durch Verwechslung von polybromierten Biphenylen in Michigan/ USA [4]. Die Gesundheitsschäden können sehr schwer (Mißbildungen in Minimata) sein, die ökonomischen Folgen können dramatisches Ausmaß erreichen. Grenzfälle stellen Arzneimittelkatastrophen dar, wo mit der raschen Verbreitung neuer Pharmaka höchst tragische Schädigungen durch unerwartete, im Typ neue Nebenwirkungen hervorgerufen werden. Als herausragende Beispiele seien die Thalidomidkatastrophe [5], der maligne Hochdruck im Lungenkreislauf durch Aminorex [6] genannt, auch die 20 000 Opfer der Verfälschung von Ingwerextrakt als Stomachicum gehört hierher [7]. Zwischen Industrie- und Umweltgift ist hier nicht streng zu trennen.

Tabelle 1. Letale Dosis von Fremdstoffen

Name	Herkunft	Minimale letale Dosis für Mäuse (µg/KG)
Botulinustoxin	Bakterien	0,00001
Tetanustoxin	Bakterien	0,0001
Crotalustoxin	Schlangen	0,01
Ricin	Castor Bohne	0,1
Batrachotoxin	Kolumbianischer Frosch	1
Saxitoxin	Dinoflagellaten	1
Tetrodotoxin	Japanischer Kugelfisch	1
TCDD	Synthetisch	1
Curare	Pflanzen	100
Strychnin	Pflanzen	500
Parathion	Synthetisch	1 000
Muscarin	Fliegenpilz	1 100
Na-Cyanid	Pflanzen (u. synth.)	10 000
Arsenik	Mineral	10 000

Die wirksamsten Umweltgifte sind jedoch natürlichen Ursprungs. Zieht man die Tödlichkeitsdosen einiger bekannter Giftstoffe aus Natur und Retorte zum Vergleich heran (Tabelle 1), so findet man die weitaus stärksten Vertreter im Bereich der Bakterien und Pflanzen. Das stärkste synthetische Gift, TCDD, rangiert erst sechs Größenordnungen hinter dem Vorreiter der Zusammenstellung, Botulinustoxin. Synthetische chemische Kampfstoffe vom Typ der organischen Phosphorsäureester sind sogar um ein Mehrmillionenfaches schwächer wirksam als die stärksten Bakterientoxine. Es nimmt daher nicht wunder, daß die Versuche zur Entwicklung stärkerer Kampfstoffe sich neuerdings wieder vermehrt Naturstoffen zuwenden. Aus diesen Zahlenvergleichen muß der Schluß gezogen werden, daß beim Versuch der Problembewältigung von Vergiftungskatastrophen das Augenmerk keineswegs nur auf synthetische Gifte gerichtet werden darf. Obwohl die moderne Hygiene die Expositionsmöglichkeiten gegenüber Bakterientoxinen nachhaltig eingeschränkt hat, gibt es doch noch zahlreiche Beispiele von

Vergiftungen durch pflanzliche Stoffe, deren systematische Durchdringung noch keineswegs so weit fortgeschritten ist, daß man vor bösen Überraschungen sicher sein könnte.

Akute Vergiftungen

Nach wie vor liegen die besten Kenntnisse im Hinblick auf Auftreten, Therapie und Verhütung bei den typischen akuten Katastrophenfällen vor. Von wenigen Ausnahmen abgesehen, wirken gas- oder dampfförmige Stoffe über die Atemwege ein und erzeugen dort Vergiftungssymptome. Häufig ist die Warnwirkung solcher Stoffe stark ausgeprägt; sie läßt den Kausalzusammenhang in der Regel auch rasch erkennen. Die einzelnen Vergiftungstypen sind im allgemeinen gut bekannt. Beim Auftreten toxischer Lungenödeme, der schwerwiegendsten Manifestationsform, sind inzwischen auch mit der Anwendung geeigneter Glucocorticoid-Trockenaerosole wirksame Therapiemaßnahmen erarbeitet worden [8]. Die Erfolge sind, sofern frühzeitiger und planmäßiger Einsatz gewährleistet ist, gegenüber früher bemerkenswert verbessert worden. Ganz allgemein spielen bei typisch akuten Massenvergiftungen unspezifische Therapiemaßnahmen eine hervorragende Rolle: Verhütung weiterer Giftresorption, Aufrechterhaltung der Vitalfunktionen und beschleunigte Ausscheidung der Gifte aus dem Organismus. Die z.T. spektakulären Erfolge der modernen Intensivtherapie haben die Anwendung spezifischer Antidote weit zurückgedrängt, und die hohen Heilungsziffern bzw. die geringe Letalität bei solchen Vergiftungen lassen die Aussage zu, daß die Problembewältigung erfreulich weit vorangeschritten ist und – bis auf einzelne Vergiftungsarten – vom Grundsatz her durch sachgerechte qualitative und quantitative Organisation der Sofortmaßnahmen im Rahmen der Intensivtherapie gelöst ist. Rehabilitationsmaßnahmen haben im Vergleich zu Schädigungen durch mechanische Einwirkungen einen geringen Stellenwert. Durch die neuerliche Störfallverordnung [9], die für jeden Stoff bzw. für jedes Produktionsverfahren auch eine toxikologische Risikoanalyse vorsieht, ist auch die erforderliche Vorsorge zur Eindämmung von Industrieunfällen und deren Folgen getroffen.

Spätwirkungen, chronische Vergiftungen

Weitaus wichtiger sind in neuerer Zeit Spätwirkungen aus akuten Vergiftungen und eigentlich chronische Vergiftungen geworden. Mehrere Gründe sind dafür anzuführen:

1. Wegen der im Regelfall verstreichenden größeren Zeitspanne zwischen Einwirkung des Giftstoffs und Manifestation des Effektes ist der ursächliche Zusammenhang sehr viel schwieriger zu ermitteln.
2. Sehr häufig handelt es sich um irreversible Effekte. Sie sind grundsätzlich therapeutisch schwerer zu beeinflussen als akute Wirkungen.
3. Fortentwicklungen der epidemiologischen Erhebung einerseits, der analytischen Chemie zur stofflichen Bestandsaufnahme außerhalb und innerhalb des Organismus andererseits haben in zunehmendem Maße Langzeitschäden durch Einwirkung geringerer Dosen über längere Zeiträume erkennen lassen.
4. Die schwerwiegendsten irreversiblen Effekte betreffen das genetische Material. Sie können einerseits zu Krebs, andererseits zu Veränderungen des Erbguts mit Übertragung in künftige Generationen führen.

Diese genotoxischen Wirkungen chemischer Stoffe sind heute zum wichtigsten Faktor der toxikologischen Risikoermittlung geworden. Der medizinische Stellenwert der durch chemische Stoffe ausgelösten Krebserkrankungen ist vergleichsweise hoch anzusetzen. Die Gründe dafür sind: Irreversibilität der zugrunde liegenden Primärschäden am genetischen Material; schlechte Heilbarkeit der Krebserkrankung; Mitbetroffensein der Erbmasse in den Keimzellen zumindest beim überwiegenden Teil der chemischen Karzinogene; und rasch fortschreitende Erkenntnis über eine ständig wachsende Zahl chemischer Karzinogene in der Umwelt des Menschen. Schon die in den 30er und 40er Jahren angefallenen Erkenntnisse über Krebs nach Einwirkung des Kampfstoffes Schwefellost waren eine frühe Warnung. Heute sind ca. 100 Chemikalien am Arbeitsplatz bekannt, die sicher oder sehr wahrscheinlich Krebs auslösen können. Ihre Zahl ist noch ständig im Steigen begriffen. Die Prüfung auf gentoxische Wirksamkeit neuer und alteingeführter Chemikalen nimmt daher auch einen großen Anteil in der toxikologischen Prüfungsstrategie ein.

Bei der Prüfung auf krebserzeugendes Potential liefert der Lebenszeitversuch an intakten Tieren noch immer die verläßlichsten Resultate. Nach den heutigen Standards, die etwa bei der Prüfung von Arzneimitteln oder Pestiziden gefordert werden, kostet ein Stoff, an zwei Tierarten geprüft, ca. 1 Mio. DM. Das endgültige Ergebnis ist erst in drei bis vier Jahren verfügbar. Dies ist außerordentlich kostspielig und innovationshemmend. Auch fehlt es an Kapazität entsprechender Laboratorien, Arbeitskräfte und Wissenschaftler, um in akzeptablen Zeiträumen die notwendige Vielzahl an Prüfungen durchzuführen. Auch der Ruf nach mehr Tierschutz hat hier in letzter Zeit viel bewegt. Man greift deshalb mehr und mehr auf sog. Kurzzeittests zurück. Dabei wird an bestimmten Mikroben oder Zellkulturen die

Fähigkeit von Stoffen geprüft, Mutationen und maligne Zelltransformationen zu erzeugen. Diese wenig aufwendigen Untersuchungstechniken liefern Resultate schon in relativ kurzen Zeiträumen. Ihre Verläßlichkeit läßt indes noch zu wünschen übrig. Insbesondere die sog. falsch negativen Resultate (fehlende Mutagenität bei nachgewiesener Karzinogenität) sind bedenklich, weil sie unter Umständen Stoffe mit hohem krebserzeugendem Potential für die praktische Anwendung freizeichnen. Hier gibt es maßgebliche Verbesserungsmöglichkeiten, an denen z. Z. intensiv gearbeitet wird. Dies sind insbesondere chemisch-analytische und biochemische Verfahren, die das Schicksal der Stoffe im intakten Warmblüterorganismus und in den vereinfachten Kurzzeittestsystemen verfolgen, um den eigentlichen molekularen Wirkungsmechanismus zu erforschen. Mit dessen Kenntnis lassen sich valide Aussagen über die Richtigkeit oder Unrichtigkeit der Ergebnisse in Kurzzeittests treffen. Sie genießen hohe Priorität in der Förderungswürdigkeit.

Die Strategie der Bekämpfung chronisch toxischer Wirkungen, insbesondere krebserzeugender und erbgutändernder Effekte, gestaltet sich weitgehend verschieden von der bei akuten Vergiftungen. Der Schwerpunkt liegt naturgemäß nicht mehr bei der Therapie, sondern bei der Verhütung. Wirksame Verhütung durch Einschränkung oder Ausschaltung der Exposition gegenüber solchen Stoffen ist nur nach Kenntnis ursächlicher Zusammenhänge möglich. Erst bei gesicherter Kenntnis von Art und Ausmaß dieser Schadwirkungen kann auf dem Wege sinnvoller gesetzlicher Vorschriften wirksame Prävention betrieben werden.

Auf dem Gebiete der katastrophalen Massenvergiftungen gibt es jedoch noch eine weitere, z. Z. nur unvollständig genutzte Möglichkeit wirksamer Verhütung. Dies ist die Verbreitung der Kenntnis über derartige Schadpotentiale, mithin eine effektive Informationspolitik. Sie sollte sich gleichermaßen auf Wissenschaftler, Administratoren und Laien erstrecken. Ein Beispiel mag dies erhellen. Der Seveso-Unfall 1976 traf eine völlig unvorbereitete Bevölkerung und Behörde. Auch die zunächst herangezogenen Wissenschaftler aus benachbarten Forschungsinstituten waren sich der Art und Schwere der Giftwirkung nicht bewußt. Dies, obwohl sich seit Anfang der 50er Jahre eine beträchtliche Zahl ähnlicher Unfälle in einschlägigen Industriebetrieben ereignet hatte. Zur Kenntnis sind 22 gelangt [10]. Wahrscheinlich waren es mehr. Nur wenige sind im wissenschaftlichen Schrifttum berichtet worden; der erste in Deutschland mit wissenschaftlicher Korrektheit auch im Hinblck auf das außerordentlich hohe toxische Wirkpotential [11], jedoch nicht mit dem Nachdruck, der schon damals Behörden mit wirksamen Vorsorgemaßnahmen auf den Plan gerufen hätte. Hieraus resultiert eine Forderung, die große Bedeutung für eine erfolgreiche Bewältigung von Katastrophen durch Industrie- und Umweltgifte hat: Die Wissenschaftler, die auf solche extrem starken Wirkstoffe aufmerksam werden, sollten unverzüglich über die best verfügbaren Informationskanäle in Wissenschaft, Verwaltung und Öffentlichkeit die notwendige Botschaft verbreiten, die die Helfer auf mögliche Katastrophen in geeigneter Weise vorbereitet.

Literatur

1. Hegler C (1928) Dtsch Med Wochenschr 54:1551
2. Flury F (1921) Z Ges Exp Med 13:1
3. Eyl Th B (1971) Clin Toxicol 14:291
4. Carter LJ (1976) Science 192:240
5. Weicher H, Bachmann KD, Pfeiffer RA, Gleiß J (1962) Dtsch Med Wochenschr 87:1597
6. Lang E (1969) Münch Med Wochenschr 111:405
7. Henschler D (1958) Klin Wochenschr 36:663
8. Henschler D (1963) Therapiewoche 13:382
9. 2. Störfall-Verordnung (1982) Gemeins Ministerialbl 33:205
10. Holmstedt B (1980) Arch Toxicol 44:211
11. Kimmig J, Schultz KH (1957) Naturwissenschaften 44:337 – Hofmann H Th (1957) Naunyn-Schmiedeberg's Arch Exp Pathol Pharmakol 232:228

F.W. Ahnefeld
Sekunden entscheiden
Notfallmedizinische Sofortmaßnahmen
2., neubearbeitete und erweiterte Auflage.
1981. 81 Abbildungen, 38 Tabellen.
IX, 153 Seiten
(Heidelberger Taschenbücher, Band 32)
DM 19,80. ISBN 3-540-10616-2

Anaesthesiologie, Intensivmedizin und Reanimatologie
Herausgeber: H. Benzer, R. Frey, W. Hügin, O. Mayrhofer
5., neubearbeitete Auflage. 1982.
490 Abbildungen und 1 Falttafel.
XXI, 988 Seiten
Gebunden DM 186,-
ISBN 3-540-10768-1

G.G. Belz, M. Stauch
Notfall EKG-Fibel
Mit einem Beitrag von F.W. Ahnefeld
3., überarbeitete Auflage. 1982. 44 Abbildungen. VIII, 98 Seiten
(Kliniktaschenbücher)
DM 24,-. ISBN 3-540-11800-4

M. Daunderer, N. Weger
Vergiftungen
Erste-Hilfe-Maßnahmen des behandelnden Arztes
3., neubearbeitete Auflage. 1982.
15 Abbildungen und ein Verzeichnis der Gifte. XI, 233 Seiten
(Kliniktaschenbücher)
DM 28,-. ISBN 3-540-11093-3

Der Elektrounfall
Herausgeber: K. Brinkmann, H. Schaefer
Redaktion: S. Buntenkötter, J. Jacobsen
1982. 91 Abbildungen, 54 Tabellen.
XVIII, 324 Seiten
Gebunden DM 128,-
ISBN 3-540-11003-8

H. Feldmann
HNO-Notfälle
2., überarbeitete Auflage. 1981. 71 Abbildungen. XIII, 164 Seiten
(Kliniktaschenbücher)
DM 29,80. ISBN 3-540-10433-X

B. Gorgaß, F.W. Ahnefeld
Der Rettungssanitäter
Ausbildung und Fortbildung
Unter Mitarbeit von T. Graf-Baumann
Mit einem Beitrag über rechtliche Aspekte von H. Roth
1980. 186 überwiegend farbige Abbildungen, 58 Tabellen. XVIII, 383 Seiten
Gebunden DM 48,-
Mengenpreis: Ab 20 Exemplaren 20% Nachlaß pro Exemplar
ISBN 3-540-08731-1

Interne Nofallmedizin
Programmierter Leitfaden für Praxis und Klinik
Herausgeber: G. Junge-Hülsing, M. Hüdepohl, G. Wimmer
3., neubearbeitete und ergänzte Auflage.
1981. XIV, 459 Seiten
DM 58,-. ISBN 3-540-10664-2

Verkehrsmedizin
Unter Berücksichtigung aller Verkehrswissenschaften
Herausgeber: H.-J. Wagner
Unter Mitarbeit der Vorstandsmitglieder der Deutschen Gesellschaft für Verkehrsmedizin
1984. Etwa 101 Abbildungen, etwa 21 Tabellen. Etwa 560 Seiten
Gebunden DM 128,-
ISBN 3-540-12373-3

Springer-Verlag
Berlin
Heidelberg
Yew York
Tokyo

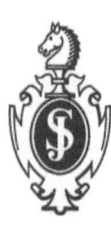

MIX
Papier aus verantwortungsvollen Quellen
Paper from responsible sources
FSC® C105338

If you have any concerns about our products,
you can contact us on
ProductSafety@springernature.com

In case Publisher is established outside the EU,
the EU authorized representative is:
**Springer Nature Customer Service Center GmbH
Europaplatz 3, 69115 Heidelberg, Germany**

Printed by Libri Plureos GmbH
in Hamburg, Germany